河南省高等学校重点科研项目计划支持（项目编号：20A360008）

国家社会科学基金重大项目(No.18ZDA322)——中医药文化国际传播认同体系研究

基于数据库的
中医病名翻译模式研究

贺娜娜　著

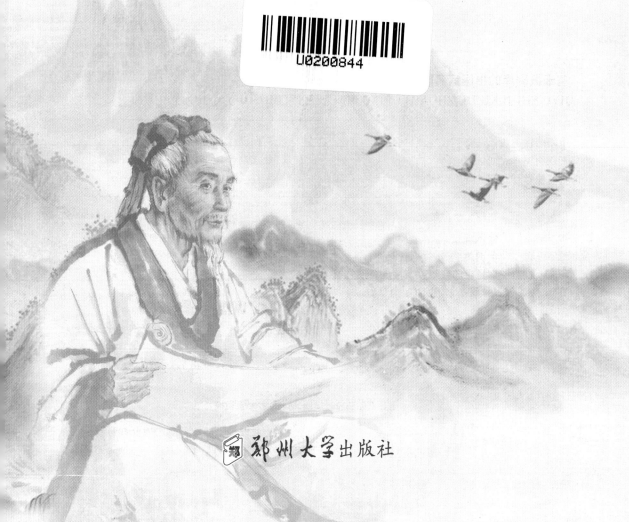

郑州大学出版社

图书在版编目(CIP)数据

基于数据库的中医病名翻译模式研究 / 贺娜娜著 . — 郑州：郑州大学出版社，2022. 10(2024.6 重印)

ISBN 978-7-5645-9156-4

Ⅰ. ①基… Ⅱ. ①贺… Ⅲ. ①中医名词 – 英语 – 翻译 – 研究 Ⅳ. ①R22

中国版本图书馆 CIP 数据核字(2022)第 188942 号

基于数据库的中医病名翻译模式研究
JIYU SHUJUKU DE ZHONGYI BINGMING FANYI MOSHI YANJIU

策划编辑	张 霞	封面设计	王 微
责任编辑	刘 莉	版式设计	凌 青
责任校对	薛 晗	责任监制	李瑞卿

出版发行	郑州大学出版社	地　址	郑州市大学路 40 号(450052)
出版人	孙保营	网　址	http://www.zzup.cn
经　销	全国新华书店	发行电话	0371-66966070
印　刷	廊坊市印艺阁数字科技有限公司		
开　本	787 mm×1 092 mm　1 / 16		
印　张	10.75	字　数	225 千字
版　次	2022 年 10 月第 1 版	印　次	2024 年 6 月第 2 次印刷

书　号	ISBN 978-7-5645-9156-4	定　价	49.00 元

前言

中医药是中华民族的瑰宝,是人类健康的良方,向国际推广中国传统中医药文化,将有力提升中国在区域和全球卫生治理领域的软实力和影响力。习近平总书记指出:要加快构建中国话语和中国叙事体系,用中国理论阐释中国实践,用中国实践升华中国理论,打造融通中外的新概念、新范畴、新表述,更加充分、更加鲜明地展现中国故事及其背后的思想力量和精神力量。从政治、经济、文化、社会、生态文明等多个视角进行深入研究,为开展国际传播工作提供学理支撑。要更好地推动中华文化走出去,以文载道、以文传声、以文化人,向世界阐释、推介更多具有中国特色、体现中国精神、蕴藏中国智慧的优秀文化。

中医药的发展闪耀着中华民族优秀传统文化的光芒,要向世界讲好"中医药故事",实现中医药"走出去",翻译是桥梁,术语翻译是基础,构建规范的中医药术语译语话语体系显得尤为重要。病名是中医在长期临床实践中产生和发展起来的重要概念,是中医学术体系的重要组成部分。本书从中国目前中医药国际化对讲好中医药故事的现实需求出发,鉴于各类中医药名词术语翻译标准的不统一是目前中医药知识对外推广的一大瓶颈,作者依据信息学、计算机学相关理论和方法,以中医病名术语为切入点,对现有中医药名词术语标准相关内容进行搜集、整理、录入、校对,建成可实现查询、对比等功能的中医病名术语数据库,并对数据库进行测评。基于建成的数据库,从译语话语权角度出发,对中医病名术语的翻译模式展开系统性的研究,为推进中医药国际传播与文化认同建言献策。建成的数据库可以便捷动态地管理中医病名术语英译文

1

的信息,有效发挥其信息服务功能,实现术语信息资源的交换、共享和传播。可以为中医药的教育教学、科研临床、国际交流等方面的翻译工作提供工具支持。本书可供中医翻译从业者、翻译研究者、英语教师和学生等学习、参考之用。

虽然笔者已尽心尽力,但由于编写时间有限、资料不足、学识浅陋,故对中医病名术语含义的理解有牵强、疏漏之处。笔者企盼师友赐教,更希望将来能有机会对纰漏之处加以修正。

贺娜娜

2022 月 8 日

目录

第1章 引言 ……………………………………………… 1

  1.1 研究背景 …………………………………………… 1

  1.2 研究目标和重点、难点 …………………………… 3

  1.3 研究思路 …………………………………………… 4

  1.4 研究方法 …………………………………………… 4

  1.5 研究流程 …………………………………………… 5

  1.6 研究意义 …………………………………………… 6

  1.7 本书的结构安排 …………………………………… 6

第2章 中医英译概况 ………………………………… 8

  2.1 中医英译史 ………………………………………… 8

  2.2 中医名词术语翻译历程 …………………………… 11

  2.3 中医名词术语英译标准化方案的制定 …………… 14

  2.4 中医病名术语翻译研究概述 ……………………… 31

  2.5 中医病名术语翻译的瓶颈 ………………………… 32

  2.6 本章小结 …………………………………………… 32

第3章 中医病名术语数据库的构建 ………………… 34

  3.1 中医英语数据库的发展概述 ……………………… 34

  3.2 数据选取 …………………………………………… 35

  3.3 数据录入 …………………………………………… 35

  3.4 数据库的构建 ……………………………………… 35

  3.5 本章小结 …………………………………………… 43

第 4 章　中医病名术语数据库的测评 ·· 44

4.1　数据库工程的全生命周期 ·· 44

4.2　基本理论 ··· 45

4.3　实例分析 ··· 48

4.4　本章小结 ··· 55

第 5 章　中医病名术语数据库的应用 ·· 56

5.1　中医病名术语一致率统计 ·· 56

5.2　中医病名命名特点 ·· 59

5.3　中医病名的命名规律 ·· 60

5.4　本章小结 ··· 61

第 6 章　中医病名术语的翻译模式 ·· 62

6.1　译语话语权 ··· 62

6.2　译语话语权视角下的中医病名术语翻译 ······················· 66

6.3　中医病名术语翻译模式 ··· 142

6.4　本章小结 ··· 144

第 7 章　中医话语对外传播与文化认同路径 ·································· 146

7.1　中医话语体系的构建路径 ·· 146

7.2　中医译语话语体系的构建路径 ·· 147

7.3　中医话语体系对外传播的文化认同路径 ······················· 148

7.4　本章小结 ··· 152

第 8 章　结论 ··· 154

8.1　本研究的内容总结 ·· 154

8.2　本研究的创新之处 ·· 157

8.3　本研究的局限性 ·· 157

8.4　研究展望 ··· 158

参考文献 ·· 159

第 1 章 引 言

　　随着《中国的中医药》白皮书、《中医药文化建设"十三五"规划》、我国首部《中医药法》及《关于加强"一带一路"软力量建设的指导意见》的相继出台,我国中医药事业发展迎来了前所未有的黄金时期。2010 年 6 月 20 日,正在澳大利亚访问的习近平同志在墨尔本出席皇家墨尔本理工大学中医孔子学院授牌仪式时指出:"中医药学凝聚着深邃的哲学智慧和中华民族几千年的健康养生理念及其实践经验,是中国古代科学的瑰宝,也是打开中华文明宝库的钥匙。深入研究和科学总结中医药学对丰富世界医学事业、推进生命科学研究具有积极意义。"向国际社会传播中医药文化,是展示中华文化独特魅力、提高国际话语权的重要途径,关乎中国文化内在价值的世界认同及"一带一路"倡议的具体实施。中国与"一带一路"沿线各国开展中医药领域交流与合作的前景广阔,在对外交流传播中,要讲好中医药这个中国故事,就需要我们充分认识到中医翻译的重要性,意识到规范中医翻译的重要性。中医西传的历史有三百多年了,在这三百多年的发展过程中,中医翻译从最初以拉丁语翻译为主逐步发展到以英语翻译为主,这个变化与西方文化、社会和科技的发展密切相关。这个变化也为中医英译的顺利发展提出了诸多亟待解决的问题,尤其是中医名词术语的翻译及其标准化。在当代的中医英译实践中,这样的问题已越来越严峻,成为中医英译所面临的最大挑战,因为英语语言缺乏中医基本名词术语的对应语。中医术语的翻译是中医翻译的基础组成部分,术语翻译的质量直接影响中医整体翻译的质量。因此,中医术语的翻译研究,可为中医翻译打下坚实的基础,促进中医的对外传播,向世界讲好中医药故事。

1.1　研究背景

　　病名是中医在长期临床实践中产生和发展起来的重要概念,是中医学术体系的重要组成部分。任何疾病都有原因可查、病机可究、规律可循、证候可辨、治法可用、预后可测,临床治疗的目标主要也是针对病症。但目前中医病名几乎处于被取消的状态,临床诊断、论文著作、科研课题等,大部分都使用西医病名,中医病名被弃而不用。因此,中医汉英病名术语标准的制定亟待解决,以此来保护中医药的知识产权,维持中医药的体系完整性,促进中医药的传播,提高中医药的国际认可和文化认同。

目前,虽然中医汉英名词术语标准的制定已取得了一定的成果,如《中华人民共和国国家标准·中医基础理论术语》(2006年),中医药学名词审定委员会审定出版的《中医药学名词》(2005年、2010年),世界中医药学会联合会审议批准的《中医基本名词术语中英对照国际标准》(2007年),世界卫生组织(WHO)发布的《WHO西太平洋地区传统医学名词术语国际标准》(2007年),甚至,在2019年第72届世界卫生大会通过的《国际疾病分类第十一次修订本》(ICD-11)中,首次纳入起源于中医药的传统医学章节,收录了现代医学没有的中医病名,说明中医病名正逐步进入世界医学体系,在世界医学体系占据一席之地。但是,要想推动更多的中医病名尽快纳入国际标准,使其在世界医学体系中拥有更多的话语权,规范中医病名的中文版本和英文翻译,探索更加科学准确的翻译模式刻不容缓。现梳理评述如下。

1.1.1 　关于中医英语数据库构建的研究

(1)建库原则:中医英语数据库建库的原则要遵循用途专一性、数据代表性、结构合理性、库容适度性、内容真实性、采样随机性原则,以保证数据库的基本应用[1]。

(2)数据采集:数据采集应先以原始中医资料出现的时间为序,将其排列、归类,后以某一时间为起点,以中医原始资料为内容,按照英语译文出现的时间顺序依次采集对应的英语资料,从而形成英语翻译资料入选准则[2]。

(3)数据分类与编码:以中医词语的内涵为依据,以编码的唯一性为目标进行编注。在每一大类的具体分类目下,内涵较多者,则以角码形式附于同级编码右下方,而尾码位则先以0~9数字顺编,可继以A~Z字母续编,如仍不能区分者,则以角码形式,同顺序无限制循环标识[3]。

(4)数据库建设实践:我国目前建成的中医汉英平行数据库库容约可达100万词[4],内容涵盖中医基础理论、中医诊断学、中药学、方剂学等中医学科[5],应用Java技术实现了基于C/S模式系统[6],实现了在线网络检索[7]。

1.1.2 　关于中医病名翻译原则、策略和方法的研究

(1)翻译原则:中医病名翻译需要遵循对应性、简洁性、同一性、回译性、约定俗成等原则,以此翻译出中医病名的实质[8]。

(2)翻译策略和方法:首先,辨析病名源流、含义,充分理解中医病名含义[9]。其次,根据中医病名不同的命名依据,进行病名分类,选择不同的翻译方法[10]。再次,可基于不同理论视角,采用不同的译法,如模因视角[11]、语言国情学视角[12]等。最后,综合来看,译法可采用借用法、合成法、意译法(释义法)、音译法、派生法、描述法[10],自然对等词、

直译、音译加释义、音译加直译[4]，借用西医术语、略译、译述[11]，以及增译[12]等方法，但要注意避免西医术语词汇的滥用[13]。

国外学者对中医翻译的研究主要集中在英文中医理论书籍的编写[14]、中医典籍的翻译[15]和中医汉英词典的编写[16]。

上述研究在一定程度上推动了中医病名翻译的研究，促进了中医病名术语标准化的发展，但是该领域的研究深度和研究的系统性有待进一步挖掘。一方面，虽然国内中医英语数据库的构建已取得一定成果，但是，对所建中医英语数据库进行测评的研究鲜少，而数据库的语言学研究之初，首先要选择数据库，并充分论证数据库的可用性。另一方面，目前关于中医病名术语翻译的研究只局限于术语翻译原则、策略和方法的讨论层面，未能从实证方面系统性、整体性地研究中医病名的翻译模式。鉴于此，本课题将在构建中医病名数据库的基础上，首先，运用算法技术、计算机技术建立合理的数据库可用性测评指标体系，采用有效方法对数据库进行可用性测评；其次，借助数据库检索软件，进行翻译实证研究，分析总结中医病名翻译模式；最后，探析中医国际传播与文化认同的话语体系构建路径，为中医药的"走出去"贡献智慧。

1.2　研究目标和重点、难点

1.2.1　学术目标

（1）详细梳理国内外中医病名术语翻译研究的现状，总结翻译模式和规律，并找出国内学者在中医病名翻译理论和实践研究方面有待进一步挖掘的地方。

（2）基于文献研究，考辨中医病名含义、源流及演变，分析中医病名命名特点和命名规律。

（3）从译语话语权角度出发，分析、归纳中医病名的翻译规律和翻译模式。

1.2.2　实践目标

（1）搜集数据、分类标注、建立纳入排除标准，建立中医病名术语数据库。为中医病名术语的存储和动态处理提供便捷的途径。

（2）利用计算机和算法技术，测评所建中医病名术语数据库的可用性，修改完善中医病名术语数据库。

1.2.3　重点、难点

（1）重点：一是中医病名术语数据库的构建。该术语数据库的构建是本课题研究的基础,也是本课题要突破的重点问题之一,数据库的构建可以为我们获得中医病名术语英译提供更加便捷的方法和途径。二是中医病名术语翻译规律与模式研究。本课题将通过对比分析国内外几部中医术语标准,分析中医病名术语英译文的用词准确度,分析中医病名术语英译文所表达的相关概念如何进入国际医学语言体系。

(2)难点:本课题的难点在于一部分中医病名含义及译名的确定。一些中医病名术语含义具有多样性,近义病名较多,中文病名的规范及英译文的统一是本课题要突破的难点。尝试通过医史文献研究,梳理病名源流和概念演变,充分掌握病名含义,探讨病名恰当译文,归纳译名翻译模式。

1.3　研究思路

首先,依据信息学相关理论和方法,对现有中医药名词术语标准进行搜集、整理,筛选数据对象。运用计算机技术,对数据进行录入、标注、编码、校对,初步建成中医病名术语数据库。

其次,基于算法,采用不同的测评方法对数据库进行测评,确定合适的数据库测评体系。

再次,以医史文献学研究方法为技术支撑,对中医病名进行文献考辨,厘清病名所属种类,探究原始含义及概念演变。

最后,借助数据库检索软件,对目前存在的病名英译版本进行实证研究,从译语话语权角度比较翻译异同,归纳翻译模式和翻译规律,为中医翻译理论实践和传播工作提供意见参考。

1.4　研究方法

(1)Delphi、层次分析法、G1 和信息熵法:运用 Delphi 法确定中医病名术语数据库测评的指标体系,层次分析法确定各层测评指标的主观权重,G1 法确定各层测评指标的客观权重,结合主观权重和客观权重,采用信息熵法确定最终的中医病名术语数据库测评的指标体系的权重。

(2)模糊综合测评、灰色测评及 BP 神经网络测评方法:由于中医病名术语数据库测评的指标体系涉及模糊的指标,因此,采用模糊综合测评的方法对中医病名术语数据库进行测评。以灰色关联分析理论为指导,基于专家评判的综合性评估方法,对数据库进行系统测评。BP 神经网络是多输入多输出的,中医病名术语数据库的测评是将测评指标的数据作为 BP 神经网络的输入,单输出的测评结构。

(3)案例比较研究法:开展中医病名英译文本与汉语源语文本之间、英译文本与英语原创文本之间的多重对比分析,多维度考察中医病名英译文本的语言特征和翻译模式。

1.5　研究流程

根据研究问题与研究内容,本研究的主题框架包括引言、中医英译概况、中医病名术语数据库的构建、中医病名术语数据库的测评、中医病名术语数据库的应用、中医病名术语的翻译模式、中医话语对外传播与文化认同路径、结论 8 个部分,研究的结构流程如图 1.1 所示。

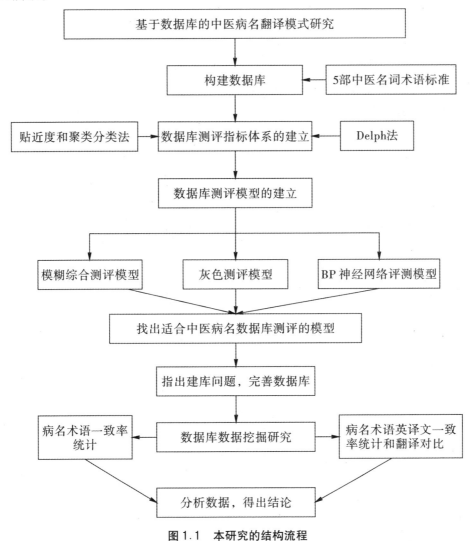

图 1.1　本研究的结构流程

1.6　研究意义

（1）学术价值：一是可以推动中医病名源流考辨研究的深入发展。构建以病名为中心，以病名源流、病名演变、含义辨析为主要内容的研究范式，清晰展现病名的发生发展脉络。通过对病名产生的源流、病名随时间和空间发生的演变，辨析病名的动态含义，清晰掌握病名的内涵及外延史，促进病名翻译研究中病名翻译的"信"。二是可以丰富英语翻译理论内涵，推动医学术语学科的发展。基于"信、达、切"原则，从翻译共性和具体语言对翻译特征的角度分析中医病名术语英译文的语言特征，丰富英语翻译理论内涵，推动医学术语学科的发展。

（2）应用价值：一是可以推动中医术语英译标准化的进展，提高中医翻译质量。利用数据库技术，对现有中医术语标准中的病名术语的英译策略与方法开展系统性的实证研究，提高翻译质量，为现有标准的修订和补充提供建议和数据支撑。二是可以促进中医药的海外传播。本课题构建的中医病名术语数据库，可以便捷动态地管理中医病名术语英译文的信息，有效发挥其信息服务功能，实现术语信息资源的交换、共享和传播。可以为中医药的教育教学、科研临床、国际交流等方面的翻译工作提供工具支持，从而有助于中医药海外传播能力的提升。

1.7　本书的结构安排

本书的正文部分共有 8 章，具体如下。

第 1 章为引言。主要介绍本书的研究背景、研究目标和重点及难点、研究思路、研究方法、研究流程、研究意义及结构安排。

第 2 章为中医英译概况。主要从中医英译的历史、中医名词术语英译标准、中医名词术语英译的瓶颈和中医数据库建设进行概述，目的是让读者对于中医英译历史与现状有一个总的认识，并意识到中医名词术语翻译规范化、标准化和成体系传播的紧迫性和必要性，以及对于中医文化、中医药"走出去"战略的重要作用和意义，为后面的研究打下基础。

第 3 章是中医病名术语数据库的构建。通过分析中医病名术语的特点，基于前期研究成果《黄帝内经》脑系疾病病名汉英数据库，结合 5 部标准《中医药常用名词术语英译》《中医药学名词》《WHO 西太平洋地区传统医学名词术语国际标准》《中医基本名词术语中英对照国际标准》《国际疾病分类第十一次修订本》传统医学章节（ICD-11-TM1），通过对数据进行文字扫描、格式转换、文档命名、人工校对、校对汇总等过程,建成具备检索、标注、统计和对齐等功能的中医病名术语数据库。为后面的数据统计和数据对比提供数据支撑。

第 4 章是中医病名术语数据库的测评。主要是按照一般指标体系的构建原则,采用 Delphi 法、贴近度及聚类分析法,构建中医病名术语数据库测评的指标体系。在进行数据库综合评价时,一个重要的参数是指标的权重,一般指标权重确定的方法包括主观和客观,避免测评的主观性,采用层次分析法确定测评指标体系的主观权重、G1 法确定测评指标体系的客观权重、信息熵法综合主观权重和客观权重确定测评指标体系的综合权重。为了对中医病名术语数据库进行测评,需要建立测评模型,在其他领域关于数据库的测评模型包括模糊综合测评模型、灰色测评模型及 BP 神经网络模型等,这些测评对于本课题建立的中医病名术语数据库的测评是否适用呢?因此,本课题对多种测评模型进行测评比较研究,找出适合本课题所建立数据的测评模型,经过测评研究,确定课题数据库存在的问题,对数据库进行进一步的修正。

第 5 章为中医病名术语数据库的应用。通过数据库进行中医病名术语一致率统计分析。将 ICD-11-TM1 中传统医学疾病部分的脏腑系统疾病、骨关节和肌肉系统病类、眼耳鼻喉系统病类、脑系病类、气血津液病、精神情志病类、外感病里的有具体病名的术语作为纳入对象,传统医学疾病部分不是具体病名的词条排除,例如带有"其他特指的……""未特指的……"词条排除;将 ICD-11-TM1 中传统医学疾病部分皮肤黏膜系统病类、女性生殖系统(包括分娩)病类、儿童期与青少年期病类的术语排除;将 ICD-11-TM1 中传统医学证候部分的术语排除。制定统计标准,对几部标准收录的病名进行一致率统计分析。重点统计出一致率较低病名,分析原因,分类做出标记。为下文的病名翻译模式研究提供研究数据。

第 6 章是中医病名术语的翻译模式。基于一致率统计分析结果,针对一致率较高的病名,分析其共有的翻译策略,总结翻译规律。对一致率较低的病名,基于译语话语权,进行案例对比分析,考虑到中医病名形成年代久远、地域分布广泛,将采用医史文献学相关研究方法,系统性考辨病证名含义及外延,保证病名翻译的"信"。在此基础上,分析病名翻译规律,总结病名翻译模式。

第 7 章为中医话语对外传播与文化认同路径。中医话语包含了中国人对人体疾病的基本认识,准确规范翻译中医话语,可促进中医话语的国际传播和文化认同,其具体路径将从以下几个方面进行分析:首先是政府之间的合作交流,其次是在此基础上,从教育领域、医疗领域、科研领域、文化领域、媒体领域逐层进行分析,为中医药"走出去"建言献策。

第 8 章为结论。对本研究的主要内容进行总结,提出本研究的主要贡献、创新点和研究局限,并对中医翻译研究和传播的后续研究内容和方向提出展望。

第 2 章　中医英译概况

要研究探索如何翻译中医的问题,尤其是英译的原则、方法和标准,就必须系统分析中医西传的历史和发展,并对不同历史时期、不同地域、不同译者的翻译背景、翻译目的、翻译理念、翻译方法和翻译经验进行系统的分析、归纳和总结。在此基础之上,才能比较实际客观地梳理清楚中医翻译的思路和方法,才能比较准确地把握中医英译遵循的原则和标准。

2.1　中医英译史

中医是中国医药学的简称,是中国特有的一门与天文、地理和人文密切交融的古典医学体系。中医以中国的传统文化、古典哲学和人文思想为理论基础,融合诸子之学和百家之论,综合自然科学和社会科学的理论与实践,构建了独具特色的理论体系、思辨模式和诊疗方法。中医重视人与自然的和谐共处,强调天人相应的基本观念,提倡人与社会的和谐发展,重视形与神的自然统一,为中华民族的健康、繁衍与发展,为周边地区医药的创建、文化的传播和文明的提升,开辟了广阔的路径。中医是目前世界上历史最为悠久,体系最为完整、疗效最为显著、应用最为广泛、发展最为迅速的一门传统医学体系。

早在秦汉之际,中医已经逐步传入周边地域。20 世纪以来更是走出亚洲、传扬世界,为世界医药的发展、为各国民众的健康,做出了巨大的贡献。即使在现代医学高度发达的今天,中医在人类医药保健事业中仍然发挥着不可替代的作用,并且日益走向世界,造福人类。

根据国家有关方面统计,中医目前已经传播到了全球一百六十多个国家和地区,并在大多数国家仅建立了自己的学术团体、学术机构和学术组织,而且还建立了颇具特色的高等院校、培训基地和出版机构,极大地推动了各国医疗保健事业的发展。有些国家,如澳大利亚和泰国,经过多年的努力推进及与中国的交流合作,已经先后完成了中医的立法,赋予了中医以相应的法律地位、学术规范和发展要求,从而保证了中医在本国的健康发展,同时也促进了中医在全球范围的传播发展和应用。由于理论先进、方法科学、药物自然、药效神奇,中医这门古老的医学体系,虽历经千秋万代,但终长盛不衰,为中华民族的繁衍、为中华文化的发展、为中华文化的传播做出了巨大的贡献。同时,通过民间交流、民族融合和文化认同,中医很久以前就东传高丽、扶桑,西传西域高原,南传南亚列岛,北传朔方诸部,为这些地区医药的创建和发展奠定了理论和实践基础,促进了这些地区社会的进步和文明的繁荣,也为中国与阿拉伯世界及欧洲、拉丁美洲和非洲的交往开辟了道路。

据文献记载,到了唐宋时期,有关中医的信息已经传入了欧洲。根据史学界专家对阿拉伯人阿维森纳所编写的《医典》的分析研究,当时中国的脉诊技术就是通过阿拉伯世界传入欧洲的,为欧洲医药的发展注入了东方元素。在唐代,由于中国文化的高度发达和巨大影响,吸引了众多国家的商人和学者来华学习大唐文化。日本的遣唐使就是其中最具代表性的来华留学群体之一。他们不但将中华文化、语言和文字传播到了本国,而且也将中华民族的各种创造和发明(包括医药学说)都带回了本国。日本的"汉方"和韩国的"四象医学",就是其中最具代表性的发展。

到了元明时期,随着中西方贸易和文化交流的开展,中医通过中国本土和周边区域开始传入欧洲。此时的欧洲,正处在文艺复兴阶段,各种新的思想风起云涌。而中医理论和实践的传入,无疑为那个时期的西方注入了异域华彩。同时,西方商人和传士的东来,也为古老的帝国带来了别样文明的火种,为古老的中华文化输入了西方的思想和理念。

以利玛窦为代表的明代来华传教士,不但将基督教的教义和法理传入了中国,也为当时的中国带来了西方最为先进的科技和文化。而这些科技和文化也在一定程度上促进了中国文化(包括中医药)的发展。例如,一些源自西洋的药物传入之后,便逐步按照中医理法方药的理论和实践纳入了中药的范畴。到了清代,特别是鸦片战争之后,中西方之间的商贸、外交和文化交流更加频繁广泛。大部分来华的西方人士(包括外交人员)都通晓中国文化和语言,他们在向中国灌输和传播西洋宗教和文明的同时,也将西方医药作为传教的辅助手段介绍到了中国。将医药作为传教手段,这是明清时期西方来华传教士逐步形成的一个共识。当然,这些传教士在向中国传播基督教义和西方医药的同时,也间接将中国文化(包括中医)的某些理论和实践介绍到了欧洲,无意间为此后中医药在西方的传播和发展做出了一定的有益探索。在之后的百年之中,通过不同的途径,中医在西方得到了较为广泛的传播。

在现代医学高度发达的今天,中医在西方各国的医疗保健事业中仍然发挥着不可替代的作用。1982 年,世界卫生组织委托中国、日本、韩国等国的专家,针对针灸经穴名称的国际标准化问题进行了广泛的研究探讨,于 1991 年颁布了《针灸经穴名称国际标准》。2009 年,世界卫生组织启动《国际疾病分类第十一次修订本》(ICD-11)的撰写,专门设立了第 23 章,首次将中医纳入其中。2010 年,ISO 成立了"中医药国际标准化技术委员会"。这两个重要国际组织先后启动 3 项重要的工程,充分说明了中医在世界上的传播度和广度,也充分说明了中医在养生保健和治病中所发挥的重要作用,也从侧面说明了中医在世界范围内认可度的提高。由于中医是源自中国本土并且以中国传统文化为其理论基础和实践指南的传统医学体系,其理论和实践自然与现代医学迥然不同。虽然中西医均以研究人体的生理病理和健康问题为目标,但在对人体各个部位的生理功能、病理变化和相互关系的认识方面,却存在差异,从而形成各具特色的理论体系和实践规范。所以在西方各国语言中,一般都缺乏中医对应语,给中医的对外翻译和国际交流造成了极大的困难。

为了从根本上解决中医对外交流和传播过程中的语言问题,自20世纪70年代以来,海内外不少学者对中医英语翻译(特别是基本名词术语的翻译)进行实践总结和理论研究,提出了许多颇具建设性的意见和建议,编写出版了一些较为规范的中医英文教材和汉英中医词典。有的学者还发表了较为系统的研究文章,撰写出版了构建中医翻译理论体系和标准体系的研究专著,探讨了中医基本术语英语翻译存在的问题及应采取的应对策略,在中医英语翻译的理论研究方面做出了许多开创性的工作,为此后中医英语翻译的深入发展奠定了学术基础。

中医术语英译的国际标准化问题,很早就引起了中国政府部门和世界卫生组织的关注,并积极采取措施指导和推进这一工作的开展。例如20世纪70年代末80年代初,为了加快中医药在世界各国的传播,促进各国的医疗保健事业,在《阿拉木图宣言》精神的鼓舞下,中国政府有关方面组织专家翻译和编写了《中国针灸学》一书,较为全面地介绍了中医的基本理论和实践方法,特别是经络学说和针灸理法。这是我国第一部由国家有关机构组织专家翻译和编写的英文版中医教科书,语言较为规范,翻译较为统一,为此后中医基本名词术语的英译奠定了实践基础。

在中医英译的历史过程中,翻译也发挥着不可替代的桥梁作用。对中医英译的历史和中医国际传播过程的回顾,不仅能使我们深刻地认识到中医在华文化西传及走向世界过程中所发挥的排头兵的重要作用,而且能使我们清楚地看到翻译在中医西传及其国际化进程中所发挥的作用、面临的困难和面对的挑战。

中医英译过程中出现的话语权争辩:16世纪至20世纪80年代,中医西传表面上只存在理论和实践上的争议,而不存在文化主权方面的争辩。但20世纪80年代以来,由于日本、韩国的参与,中医西传文化主权的争夺已经开始显现。从世界卫生组织西太平洋地区(简称西太区)20世纪80年代启动了针灸经穴名称国际标准化工程以来,特别是世界卫生组织2009年启动了ICD-11(其中的第23章为中医)工程和国际标准化组织(ISO)2010年成立了"中医药国际标准化技术委员会",中医国际化过程中的文化主权之争越发明显。从理论上讲,中医名词术语英译及其国际标准化是单纯的学术问题,或者纯语言学和翻译学的问题,与政治似乎毫无关系。然而,从近些年来的发展看,这样的认识有些理想化。事实上,中医名词术语英译及其国际标准化问题与一些地缘政治纠葛在一起,在世界卫生组织和国际标准化组织所推动的中医国际标准化的有关工作中,得到了充分的体现。事实上在世界卫生组织 1982 年开始启动针灸经穴名称的国际标准化工程时,这个问题就已经显现出来。

20 世纪 60 年代中期,中国针刺麻醉术的研究成功引起了世界许多国家和组织的注意。后来世界卫生组织在北京专门召开了一次会议,号召其成员国推广使用针刺疗法,以促进各国基础医疗保健事业的发展。在世界卫生组织的主持下,与会各国专家在这次会议上,还确定了针刺疗法的 43 种适应证。会议之后,世界卫生组织在不少国家设立了世界卫生组织合作中心,开展针灸国际培训工作,为各国培养针灸师。但以往的国际传播中术语翻译极不统一,给国际交流和合作造成了很大的困难,也在一定程度上妨碍了针灸在国际的进一步传播和发展。为了从根本上解决针灸经穴名称的国际标准化问题,世界卫生组织于 1982 年启动了针灸经穴名称国际标准化工程。在此之前的 1980 年 10 月,日本有学者作为世界卫生组织的短期顾问,访问了中国,希望与中国方面商讨确立一个标准化方案。1981—1982 年,中日两国有关方面就此问题举行了研讨,试图就制定国际标准化针灸经穴名称的指导方针求得共识,但由于两国对此问题的认识存在较大的差距,最终没能达成协议。其中所涉及的问题,更多的是关于针灸经穴名称国际标准化的理念与方法。从另一方面说明,这涉及谁有资格用英文或中文之外的其他语言给经穴名称和概念进行解释和定义的问题。这就触及了中医的文化主权和知识产权问题。事实上,目前在世界卫生组织和国际标准化组织中医药学的名称及其基本术语和概念的国际标准化问题上,中国与周边一些国家就集中反映在中医药的文化主权和知识产权这一问题上。这也是某些国家在有关中医的国际标准化过程中推行"去中国化"的根本原因。对此,我们必须有清醒的认识。我们必须努力掌握中医在世界医学范围内的话语权。

2.2　中医名词术语翻译历程

中医学科同时具有自然学科和人文学科的属性,既有丰富的人文色彩,又有自然科学的性质,这给中医术语翻译标准化增加了很大的难度。从事中医翻译的人有国内的学者,也有国外的学者。学者对中医名词术语的理解不同,翻译成译文后也会有不同,导致交流的困难,甚至成为交流的障碍。

术语标准的制定可以减少甚至避免术语概念和含义不明确而造成的交流困难。术语标准的制定以获得一种标准化的术语集为目的,标准中概念和术语一一对应,避免歧义和误解。因此,在术语标准化中应为每个术语标准建立相应的概念体系,概念的定义应能在语境中替代同该概念相对应的术语替代原则,概念的定义应使用汉语或国家规定的少数民族文字表述,使用不同语种表述的同一个定义应在内容上等同,并尽可能使用类似结构,应指出国家标准的概念体系与国际标准的概念体系之间的差异,以及不同民族语言的概念体系与国家标准的概念体系之间的差异。术语标准的编写应贯彻协调一致的原则,应与已发布的国家标准、行业标准相协调,与全国科学技术名词审定委员会公布的术语相协调,与相应国际标准的概念体系和概念的定义尽可能一致,相同概念的定义和所用术语应一致(2004 年)。中医名词术语英译标准化工作也遵循以上原则。但是,术语标准化只是术语学的一部分内容,这称为规范性术语学。在人文学科及行为科学方面,更有另一种情况:同一名称,各家各派常常分别赋予不同含义,在同一领域中一时很难取得共识。有些含义截然不同,自可当作不同术语来处理,分别指定不同的名称。但还有不少名词是在不同学派间流传时,语义逐渐变化才走向多歧。如果将一个词分析出若干个语义特征,那么每一次的变化常常仅仅是增减了个别特征,因而在某些语境之下它们是可以通用的,这也就造成人们一直使用着同一个名称来表述这些具有不同程度差异的同源概念。这时,我们很难加以硬性统一。我们所能做到的,只是厘清该名称所指的诸般概念,并记录下来。这种工作称为描述性术语学[17]。中医名词术语及其英译的标准化工作也要考虑到人文因素。

2.2.1　中医名词术语翻译的尝试阶段

20 世纪之前,翻译中医的学者均为欧洲人,大部分是来华的传教士。当时翻译的少数中医术语被后人普遍接受,如 acupuncture(针刺)和 moxibustion(艾灸)。20 世纪初至 70 年代末,中国学者开始直接参与中医的对外翻译工作。翻译上,基本中止了拉丁语的使用,但是,受西医学名词的影响,拉丁语、希腊语构词法对中医术语英译产生了很大影响,并且持续了很长一段时间。这一时期从汉语直接翻译成英文的中医著作不多,中医英语教材很少。仅有少数专家开展了对中医术语英译的讨论,认识到中医术语英译的难度很大,正如 Ilza Veith 翻译的《黄帝内经》(*The Yellow Emperor's Classic of Internal Medicine*)前言中提到的:没有任何词典可以参考以处理书中的中文技术、医学及哲学术语,使翻译这本著作的工作雪上加霜。并指出中国古代汉语句读、韵律、语法、一词多义、缺少翻译人才等因素导致翻译难度增加[18]。中医术语翻译处于尝试阶段。这一时期中医术语英译百花齐放,翻译方法、选词方面均不统一,未见专门中医英语词典可供参考,未见中医术语英译原则方面的探讨。这些实践活动为今后的中医术语英译标准化工作奠定了基础。

2.2.2　中医名词术语翻译的起步阶段

1980 年以前,中医英译著作不多,除了针灸,翻译方法、英文译名均未见统一的标准化方案。未出现专门的、系统的中医英译标准作为中医英译的参考。

1980 年,北京医学院内部发行谢竹藩的《汉英常用中医药词汇》,是第一本中医英语词典。

1981 年,世界卫生组织的《针灸命名标准》的编制工作开始。这两项工作的开始标志中医名词术语英译标准化工作的开始,但是,收录的中医病名术语数量很少。

1985 年,全国科学技术名词审定委员会经国务院批准成立,是经国务院授权,代表国家进行名词审定、公布和管理的权威性机构。

1991 年,中国中西医结合学会在山东济南召开了"全国首届中医英语研究会暨中医外语专业委员会成立大会",会议的中心议题是中医名词英译标准化。中医外语专业委员会自成立之初,陈可冀、谢竹藩等创始成员在中医名词术语英文翻译范例等许多标志性中医外语工作中发挥了重要作用。委员们积极参加中医英文翻译规范制定工作,为扩大中医的国际学术影响,提高中医的国际地位,让国外同行更深层次地认识中医,在 SCI 收录杂志上发表文章有着很重要的作用。1993 年,陕西省卫生厅和陕西省翻译工作者协会成立了"陕西省中医翻译委员会"。中国中医药学会 1996 年成立了"中医翻译学会"。现已改为"中华中医药学会翻译分会。"

1991 年,在世界卫生组织的推动下完成的《针灸命名国际标准化方案》是第一个中医英文术语标准。针灸术语英译标准化工作为后来的中医名词术语标准化提供了良好的经验[19]。

2.2.3 中医名词术语翻译的标准化阶段

至 2000 年,世界上有 25 个国家政府制定了关于传统医学和补充替代医学的政策。2002 年,世界卫生组织首次专门针对传统医学,发布了 2002—2005 年全球战略,强调对传统医学的规范化管理。随着中国经济的迅速崛起,中医药学在国际上越来越受欢迎,中医药研究和教学,以及中医药学方面的学术交流广泛开展。国内方面,2000 年,多个中医名词术语英译标准编制工作先后开始。从而使中医的国际化和中医翻译的学科化进入了一个崭新的阶段。由于中医是中国特有的一门传统医学体系,并且其理论和实践均根植于中国传统文化。不但在历史体系和诊疗方法上与现代医学迥然不同,而且在术语体系和表述方法上现代医学也差异明显。所以在西方各国语言中,一般都缺乏中医对应语,给中医的对外翻译和国际交流造成了很大困难。20 世纪 70 年代以来,由于中国针刺麻醉术的成功应用,古老的中医药学再次引起了国际医学界和学术界的关注,中医药的对外传播和交流也因此得到了极大的推动和发展。中医药的翻译(特别是英译)也因此在海内外广泛开展起来。但在其蓬勃发展的背后,有个潜在的难题也日益凸显出来,成为翻译人员和研究人员必须面对但又无法有效加以解决的问题。那个颇为棘手的问题就是中医名词术语的翻译及其国际标准化。

由于理解的偏差和翻译的偏颇,中医名词术语在国内外的翻译极不统一,一词多义、数词同译、概念交叉等弊端日积月累,不但阻碍了中医翻译事业的健康发展,而且直接影响了中医药国际化的发展进程。这一问题不但引起海内外有关学者的关注和研究,也引起了中国有关方面和世界卫生组织的重视。1982 年,世界卫生组织委托西太区组成一个工作小组,开始对针灸经穴名称的国际标准化问题进行研究。经过多次国际会议的协商和各国专家的研究,世界卫生组织西太区终于在 1989 年和 1991 年颁布了其主持制定的针灸经穴名称的国际标准,在中医名词术语英译国际标准化进程中,做出了有益的探索。尽管这一标准还有很多需要进一步完善的地方,但其对促进中医走向世界和中医名词术语国际标准化发展的影响,是有目共睹的。

2.3　中医名词术语英译标准化方案的制定

2.3.1　国家中医药管理局组织制定的标准化方案

1999 年,国家中医药管理局委托谢竹藩教授组织专家开展"中医药名词术语英译标准化研究"项目,制定中医基本名词术的标准化方案。2000 年,北京大学第一医院谢竹藩等受命于国家中医药管理局,进行"中医药名词术语英译标准化"的研究。在完成了中医两千多个基本名词术语的原分析、译文比较和标准厘定之后,谢朱帆教授在国家中医药管理局的支持下,开始研究和制定中医基本名词术语英译的标准化方案。2004 年,谢竹藩牵头整理、编辑的《中医药常用名词术语英译》由中国中医药出版社出版。

在该方案的前言中,国家中医药管理局指出:"该项目以目前国内外在版的汉英中医词典、英文中医药教材等 70 部专著为基础资料,按照择优和从众的原则,进行了深入细致的研究,并逐条确定了翻译方法,出了中医药常用名词术语英译 4626 条。这些词条经过两次国内外中医药专家和英文专家的审定,最终定稿。"由此可见,谢竹藩教授的研究是一项由国家中医药管理局确立的标准化项目,其制定的标准化方案经过国内外中医专家和英文专家审定,并得到国家中医药管理局认可。所以谢竹藩教授编写出版的这部《中医药常用名词术语英译》是国内第一部规范的汉英中医词典。后期世界卫生组织西太区 2007 年公布的标准化方案,吸取了谢竹藩教授所制定标准的很多内容和元素。谢竹藩教授主持制定的标准化方案,包括七大部分,即中医基础理论、中医诊断学、各科疾病、治则治法、针灸、中药与方剂和中医典籍。"中医药名词术语英译标准化"研究根据国内的现行教材,结合已颁布的中华人民共和国国家标准选出常用的中医名词术语。该项目以目前国内外出版的汉英中医词典、英文中医药教材等部专著为基础资料,按照择优和从众原则,进行了深入细致的研究,并逐条确定了翻译方法。中文主要来源于李振吉主编的《中医药常用名词术语辞典》及近年来出版的高等中医药院校教材,并参照中华人民共和国国家标准中医病证分类与代码及中医临床诊疗术语疾病部分、证候部分和治法部分的有关词条进行了核对和修订。由于上述国家标准对疾病的命名体例稍有不同,前者一律以"病"字为后缀,如"消渴病",后者大多不加"病"字,如"消渴",该书为了兼顾,尽量将二者合并,如"消渴病"。对于句子,作者认为"肺主通调水道""肾为先天之本"等句已超出名词术语的范畴,不全文收载,只列出"肺""肾""通调水道""先天之本"等术语。由于多音字,不同读音可有不同含义,例如"中(zhōng)寒"和"中(zhòng)寒",故该书对中文词条一律加注拼音。选词方面,主要是根据对多种译法的分析和比较,从中选择出最佳译文。原则:符合中医原意,不产生歧义;遵守英语语法和习惯,不引起误解;简洁明了,便于行文应用。优先考虑已被国内外译者和作者广泛应用的译法。如无适当的译文,也尽量在现有译文的基础上加以改进。除少数被国内外广泛接纳的汉语拼音名词外,该书不用汉语拼音代替英译。对于抽象的名词和概念化术语及表示功能、作用等方面的语词,尽量采用普通的英语作对应词,避免与西医的概念混淆,如精(essence)、五行(five elements)、虚(deficiency)等。凡疾病名称与西医相应者,英译尽量参照世界卫生组织制定的《国际疾病分类第十次修订本》(ICD-10)中的用词。该研究成果先编写成《新编汉英中医药分类词典》,其论证部分撰写成 *On the Standard Nomenclature of Traditional Chinese Medicine*,同名文章先后在《中国中西医结合杂志》(英文版)上发表。其后又由国家中医药管理局主持出版《中医药常用名词术语英译》,此书是在"中医药名词术语英译标准化"研究的基础上重新编著而成。翻译方法与原则从中医学概念、术语学要求、汉字的字源和字义、英语的语法和习惯,特别是与现代西医学概念的比较等多方面制定综合评定指标,根据科学性、准确性、实用性和易被接受性等原则逐条加以分析比较,博采众长,并兼顾约定俗成,从而得出能被公认的结论。其研究成果不仅在国内得到推广,而且一部分被世界卫生组织采用作为针灸培训用国际标准术语,《中医药常用名词术语英译》又进一步被世界卫生组织采用作为制定传统医学国际标准术语的参考资料之一。

2.3.2 全国科学技术名词审定委员会颁布的标准化方案

1985 年,全国科学技术名词审定委员会经国务院批准成立,是经国务院授权,代表国家进行科学技术名词术语审定、公布和管理的权威性机构。2000 年 8 月,全国科学技术名词审定委员会中医药学名词审定委员会(简称中医药名词委)成立。同年,科技部设立"中医药基本名词术语规范化研究"项目。全国科学技术名词审定委员会及其中医药名词委指导制定了《中医药学名词审定原则及方法》《中医药基本名词英译原则及方法》等有关中英文名词规范的文件和守则。该项目主要成果《中医药学名词》于 2004 年由全国科学技术名词审定委员会公布施行,是全国科学技术名词审定委员会正式发表的第一个标准。2004 年科技部、全国科学技术名词审定委员会继续立项,设立"中医内妇儿科名词术语规范与审定"项目,2007 年通过验收。同年,又得到国家支持而设立"中医外科肛肠科皮肤科骨伤科眼科耳鼻喉科术语规范审定"项目。后两个项目是在前一个项目的基础上,进一步扩大临床各科名词术语的收录、规范的范围。目前,委员会的工作进入名词的修订及审定新词的阶段,此项工作将一直进行下去。

朱建平教授虽然是从事中医医史和文献研究的专家,但是对中医翻译却一直非常关注,非常重视,尤其是中医名词术语英译及其标准化。在研究中医医史和文献的同时,他在中医名词术语的英译及其标准化方面也投入了大量的时间和精力进行总结、研究和思考。朱建平教授对此的关注并不仅仅局限在个人的研究方面,而是努力拓展到朱自清先生当年所提出的"多数意志选择""学者鼓动力量""学会审定"和"政府审定"4个层面,从而实现了标准化中医名词术语英译的奋斗目标。在朱建平教授及其所处的中国中医研究院领导和专家的共同努力下,1998年夏开始筹备成立全国科学技术名词审定委员会中医药学名词审定委员会(简称中医药名词委)。经过2年的筹备,中医药名词委于2000年8月18日在北京正式成立,确定了中医药名词术语规范与审定的总体计划,制定了《中医药词审定原则及方法》,并审定了已经起草的《中医药基本名词(草案)》。对于中医翻译事业而言,中医药名词委的成立具有里程碑式的重要意义。这也是朱建平等专家学者为中医翻译事业做出的重大贡献。在中医药名词委成立的初期,朱建平教授担任副秘书长和"中医药基本名词术语规范化研究"项目组的负责人之一。如今他是中医药名词委的秘书长和项目组的唯一负责人,更加有效推进了中医名词术语英译的标准化工程。

2006年,朱建平教授在《中华中医药杂志》第21卷第1期发表了《中医术语规范化中医现代化国际化》一文,就中医名词术语的规范化问题进行了较为系统的总结、分析和研究,并且提出了颇具建设性的意见和颇具现实意义的构想。他指出:"中医术语的规范,是中医药学一项重要的基础性系统工程。它对于中医药知识的传播,国内外医药交流,学科与行业间的沟通,中医药科技成果的推广使用和生产技术的发展,中医药书刊和教材的编辑出版,特别是对中医药现代化、国际化都具有十分重要而深远的意义。"

在朱建平教授努力下,在中医药名词委的推动下,全国科学技术名词审定委员会从2004年起,已经连续3次颁布了《中医药名词》的准化方案。2004年颁布的方案主要是中医药学的基础性名词术语,共有5283条,涵盖18个部分,包括总论、医史文献、中医基础理论、诊断学、治疗学、中药学、方剂学、针灸学、推拿学、养生学、康复学、内科疾病、外科疾病、妇科疾病、儿科疾病、眼科疾病、耳鼻喉科疾病、肛肠科疾病、皮肤科疾病和骨伤科疾病。2010年,全国科学技术名词审定委员会颁布了朱建平教授主持制定的第二部中医名词术语英译标准方案。该方案是对2004年所颁布方案的补充和完善。在前言中,中医药名词委指出,2004年由全国科学技术名词审定委员会公布的《中医药学名词》"仅有内科基本名词216条、妇科基本名词98条、儿科基本名词70条,很难满足学科发展的需要"。为了进一步补充和完善2004年颁布的方案,中医名词委又启动了"中医内科妇科儿科名词规范与审定"工程。在朱建平教授及其团队下,增加名称 2416 条。经过认真比较研究,对这些词条的译文进行了修改,确定了标准化方案。经过国家中医药管理局科技司组织专家审定,该方案于 2010 年正式颁布,成为比较完整规范的中医内科、妇科和儿科名词术语的英译系统。2013 年,全国科学技术名词审定委员会又公布了朱建平教授主持制定的第三部标准化方案。第三部标准化方案与第二部方案一样,是为了进一步补充 2004 年颁布的第一部标准化方案的内容。中医药名词委在前言中指出 2004 年已公布的《中医药名词》,"临床各科疾病名词有限,其中内科 216 条、妇科 98 条、儿科 70 条、外科 95 条、皮肤科 50 条、肛肠科 21 条、眼科 81 条、耳鼻喉科 79 条、骨伤科 176 条,很难满足临床学科发展的需要"。为此,中医药名词委又启动了"中医外科皮肤科肛肠科骨伤科眼科耳鼻喉科名词规范审定"工程。在朱建平教授的主持下,选择了 2485 条术语,其中新增加规范名词 2011 条。经过系统整理、比较和分析,最终确定了这些词条的标准化译法。经过朱建平教授的多年努力和国家相关部门的大力支持,中医基本名词术语英译标准化方案终于得到了较为完善的制定,从而比较有效地指导和引领了中医名词术语英译及其标准化的发展。但要在实质上完成这一项艰巨的任务,还需要政府有关部门强力地推进和落实以及协调和统筹,不然同一个国家便会出现不同的标准。这种现象的存在,必然会为标准化的最终实现造成极大的影响。

此项目根据术语学工作的方法,提出了 5 条中医英译原则。对应性原则:英译词义尽量与其中文术语内涵相对应。简洁性原则:在不影响清晰度的前提下,译名尽量简洁,避免辞典式释义。同一性原则:同一概念的名词尽可能只用同一词对译。回译性原则:英译的名词术语在结构上尽量与中文形式一致或相近,以便较好地实现中英文信息的双向传递。约定俗成原则:目前已通行的译名,与前述原则虽不完全符合,也可考虑采用,但对学术内容不正确的翻译仍须改正。提出中医名词术语的英译既要反映中医的本意,又要符合英语国家的语言习惯。目的是力求英译"信、达、雅",既要"形似"又要"神似",使外国人能正确学习和了解中医药学。

在多年的中医术语尤其是疾病英文名称规范的实践中,项目组既遵循一般的英译原则,同时专家们经过反复探讨,又提出一些规范英译病名的具体策略。中西医疾病命名特点、中医英译原则,对中医病名英译的策略进行了较为深入的讨论。根据中西医病名含义的多种对应关系,采用首选意译,次选直译,控制音译和多种译法结合的翻译策略。针对中医以症状及中医特有的病因命名疾病的特点,根据术语学的单义性原则,经多次讨论确定了病名的英译规范表达格式:以症状为病名的中文名称后加"[病]"以与症状区别,相应英译文去掉"[disease]",如"咳嗽病 cough"。以病因为病名的中文名称后加"[病]",相应英译文为形容词形式的病因,去掉"[ ]",保留"disease",如"风温[病]wind-warm disease"。根据术语工作原则,在翻译过程中与已出版标准相互协调。该研究成果也是世界卫生组织制定《传统医学国际标准名词术语》参考材料之一。其概念的制定主要参考了本研究的成果。

另外,由全国科学技术名词审定委员会精心打造的术语在线(www. termonline. cn),定位为术语知识服务平台。以建立规范术语"数据中心""应用中心""服务中心"为目标,促进科技交流,支撑科技发展。平台聚合了全国科学技术名词审定委员会权威发布的审定公布名词数据库、海峡对照名词数据库和审定预公布数据库累计45万余条规范术语。覆盖基础科学、工程与技术科学、农业科学、医学、人文社会科学、军事科学等领域的100多个学科。提供术语检索、术语分享、术语收藏、术语纠错、术语推荐、术语征集等功能[20]。

术语在线 2.0 版自 2020 年 9 月 18 日上线进入开放测试及试运行阶段。至今平台运行平稳,累计已被访问 100 余万次。术语在线 2.0 版经过 9 个多月的研发,完成与中科院科技云的硬件和网络部署,目前网站版、移动网页版、小程序版已上线提供服务。术语在线 2.0 版涵盖了全国科学技术名词审定委员会历年来公布的规范名词、发布的科技新词和出版的海峡两岸对照名词等全部成果,融合了中央编译局、中国外文局、国务院新闻办、外语中文译写规范部际联席会议专家委员会等其他官方机构发布的部分术语成果,又经过层层筛选,继承了部分权威工具书词条,总数量已近百万条[21]。

2.3.3 世界中医药学会联合会颁布的标准化方案

世界中医药学会联合会创建的目的,就是推进中医国际化的进程,为世界各国人民的健康服务。要使中医真正地走向世界,就必须为其搭建一个顺畅的交流平台。所以世界中医药学会联合会成立之后不久,就启动了制定中医名词术语国际准工程。从2004 年起,陆续完成了英语、法语、德语、俄语、西班牙语等十多个语种的国际标准。在这些不同语种国际标准的制定过程中,英语国际标准的制定尤为重要,也尤为不易。因为英语是世界上最为流行的国际用语,其标准的制定直接影响中医国际化进程及中医在国际传播和交流的质量和水平。

2003 年 9 月 25—26 日世界中医药学会联合会成立大会上,各国代表提出了研究制定中医名词术语英译标准的建议。根据该建议,世界中医药学会联合会秘书处组织各国专家着手研究制定《中医基本名词术语中英对照国际标准(草案)》。

2006 年 3 月 31 日—4 月 2 日,在国家中医药管理局主持下,世界中医药学会联合会与世界针灸学会联合会、人民卫生出版社联合召开"中医基本名词术语英译标准国际研讨会",邀请中国、美国、英国、德国、澳大利亚、以色列、中国香港等国家和地区 30 多位专家,对该草案进行了讨论修订。草案的翻译原则有 5 条:对应性、简洁性、同一性、回译性、约定俗成。

2006 年 6 月 24—25 日,世界中医药学会联合会主席会议在北京召开,与会各国学会领导讨论审议了《中医基本名词术语中英对照国际标准草案修订稿》。根据上述国际会议专家、代表的建议,编委会对草案进行了十余次反复修订,完成了《中医基本名词术语中英对照国际标准审定稿》,翻译原则去掉了回译性。

2007 年 4 月 27—28 日,在中国广州召开了世界中医药学会联合会一届四次理事会议及《中医基本名词术语中英对照国际标准》审定会议。2007 年 4 月 28 日,经讨论及表决,世界中医药学会联合会一届四次理事会各国代表审议批准了《中医基本名词术语中英对照国际标准审定稿》,并决定将《中医基本名词术语中英对照国际标准》作为世界中医药学会联合会的国际组织标准,向其各国会员组织(目前为 55 个国家和地区的 174 个会员组织)推荐使用。2007 年世界中医药学会联合会审议批准了《中医基本名词术语中英对照国际标准》,2008 年 3 月由人民卫生出版社出版,包括 6526 个词条。该标准经 68 个国家地区 200 多位专家 4 年多努力完成。该标准计划每 5 年修订一次。其中文词条主要来源于国家中医药管理局和教育部高等教育司组织编写的《中医药常用名词术语词典》、中医药名词委审定的《中医药学名词》,并参考了《中华人民共和国国家标准·中医基础理论术语》。2007 年,世界卫生组织发布了《WHO 西太平洋地区传统医学名词术语国际标准》,计划每隔 3～5 年对标准进行一次完善和修订[19]。

代表世界中医药学会联合会主持制定该标准的是王奎教授,他是世界中医药学会联合会翻译部的主任,是一位学贯中西且具有深厚英语语言功底和扎实中医翻译基础的杰出学者。他在医院从事临床治疗工作多年,后又到世界卫生组织西太区从事中医药的国际交流工作,从而在中医翻译方面积累了丰富的经验,在合璧东西方面奠定了良好的基础。世界中医药学会联合会成立之后,他出任翻译部的主任,负责中医对外翻译的理论研究、实践总结、方法探讨和标准制定。世界中医药学会联合会确定了制定国际标准这一既定目标之后,王奎教授即开始搜集资料、调查分析、整合资源、听取意见、筹备方案。经过几年的艰苦努力,终于按期完成标准的制定和发布,为中医名词术语国际标准化的实现做出了巨大的贡献。世界中医药学会联合会制定的标准与世界卫生组织西太区制定的标准均在 2007 年正式公布,成为世界上首次颁布的中医名词术语英译标准。2008 年 8 月,世界中医药学会联合会在上海师范大学成立了翻译专业委员会,王奎教授当选为首任会长,指导委员会成员深入开展中医翻译的理论研究和探索,同时,组织大家继续努力修订和完善世界中医药学会联合会所颁布的标准。

世界卫生组织西太区办事处(WHO-WPRO)十分重视 WFCMS《中医基本名词术语中英对照国际标准》(ISN)研究工作。WHO-WPRO 传统医学官员崔昇勋博士与 WFCMS 秘书处于 2006 年 12 月 13 日及 2007 年 6 月 13 日两次讨论了在该领域的合作问题,并达成合作意向。根据该合作意向,WHO-WPRO 于 2007 年 6 月 21 日向 WECMS 提供了《世界卫生组织传统医学术语国际标准》(IST);根据该资料,WFCMS 对其 ISN 的英译方案进行了再修订。WFCMS 采用了下述 3 种方式,以提高 ISN 与 IST 共同中医词条英译方案的一致性:①修订 ISN。例如,ISN"气分"原英译方案为 qi level,修订为 qi aspect,与 IST 保持一致。②并列,将 IST 的英译方案与其他通用的英译方案并列为 ISN 的标准。例如,"经络之气"IST 英译标准为 meridian qi,ISN 标准为 meridian/channel qi。③保留不同的英译方案,留待双方进一步探讨。例如,"腑"IST 英译标准为 bowel,ISN 标准为 fu-organ;"藏厥"IST 英译标准为 visceral syncope,ISN 标准为 visceral reversal。每个词条包括编码、中文、汉语拼音及英译对应词。词条按照中医学术体系归类排列。用"/"隔开的词,表示可任选其一。例如,"虚证"的英译文是 deficiency syndrome/pattern。

英译力求"信、达、雅",共有 4 个原则。①对应性:英译词义尽量与其中文学术内涵相对应,是最重要的原则。②简洁性:在不影响清晰度的前提下,译名越简单越好,避免辞典式释义。③同一性:同一概念的名词只用同一词对译。④约定俗成:目前已通行的译名,与上述原则虽然不完全符合,仍可考虑采用。翻译方法方面,中医基础、中医诊断、治则治法的名词术语应尽量采用直译,用普通英语作对应词,避免与现代医学概念混淆。如"肾主水"译为 kidney governing water,而不译为 kidney governing water metabolism。多数中医形体官窍名词有与之完全对应的英译词(西医解剖名词),英译时应选用这些对应词,而不另造新词,以免使读者将其误解为中医特有的解剖结构。如"面王"(素髎)英文对应词为 tip of nose,而不必另造新词译为 king of face。中药名称采用三译法:每一个中药词条后,均按顺序列出汉语拼音名、拉丁名及英文名称。如"当归"即译为 Danggui;Radix Angelicae Sinensis;Chinese Angelica。方剂名称采用双译法:每一个方剂词条后,均按顺序列出汉语拼音名及英文名。如"参苓白术散"Shen Ling Baizhu San;Ginseng,Poria and White Atractylodes Powder。汉语拼音名基本参照《中华人民共和国药典》(2005 年英文版)汉语拼音方案,但采取了以中药名为单位,划分音节。如"当归龙荟丸"在该药典为 Danggui Longhui Wan,本标准为 Danggui Long Hui Wan,与其英译名 Angelica,Gentian and Aloe Pill 有更好的对应性。中医疾病名称的英译如某中医病名与唯一的西医病名相对应,直译中医病名,并将对应的英文西医病名放在括号内,置于中医病名之后。如"风火眼"的英文对应词为 wind-fire eye(acute conjunctivitis)。如果一个中医病名与两个或两个以上西医病名相对应,不能只选其中的一个西医病名作对应词。如中医的"消渴"与西医的"糖尿病"(diabetes mellitus)、"尿崩症"(diabetes insipidus)、"精神性烦渴"(psychogenic polydipsia)均有对应关系。因此"消渴"可直译为 consumptive thirst 等,而不能将 diabetes mellitus 定为"消渴"英语对应词。

2.3.4　世界卫生组织西太区颁布的标准

中国中医科学院中医药基本名词术语规范化研究项目组在 2004 年取得核心成果《中医药学名词》,并由全国科学技术名词审定委员会公布之后,4 月向 WHO 西太区提交项目建议书,以《中医药学名词》为基础编制《中医药学名词术语国际标准》,很快得到积极的响应。不久,WHO 西太区传统医学处崔昇勋博士来华与中国中医科学院曹洪欣院长及其有关专家商谈,决定启动这一项目。

2004 年 10 月 20—21 日,中国"首届中医药学术语国际标准研讨会"在北京举行。会议期间,崔昇勋博士做了题为《制定国际中医药名词术语英译标准化的需求》的报告。中国、韩国、日本、英国等国家的专家介绍了各自在中医药名词术语标准化方面的研究成果,并就各参会国家对制定国际中医药名词术语标准化的意愿、国际中医药名词术语标准化的目的和用法、评阅项目中需要使用的适当材料和参考书、未来的计划和行动,如任务分配、合作交流的工具等具体事项进行了深入探讨与磋商。最终确定了英译参考书目。项目内容主要是根据 ISO 10241:1992《国际术语标准的制定与编排》等要求,对中医药常用的、基本的名词术语约 5000 条,包括总论、医史文献、基础理论、诊断学、治疗学、中药学、方剂学、针灸学、推拿学、养生学、内科、妇科、儿科、外科、眼科、耳鼻喉科、肛肠科、皮肤科、骨伤科等进行规范,订出正名、英文对译名,做出名词术语注释,同时建立中英文术语数据库。《中医药常用名词术语英译》(*English Translation of Common Terms in Traditional Chinese Medicine*) 被确定为 WHO 中医名词术语国际标准化的基本参考资料。

2005 年 6 月 27—29 日,"第二届中医药学术语国际标准研讨会"在日本东京举行。各国代表与会期间就中医药术语国际标准制定的各项问题进行了详细的讨论,制定了选词原则及英译原则。经过各方努力,4200 个名词术语被选定,提交给西太区作为工作的基础。

2005 年 10 月 17—21 日,"第三届中医药学术语国际标准研讨会"在韩国大邱举行。各国代表与会期间按照上次会议确定的有关原则,对提交的术语进行了删减(大部分成员同意删去有关本草的内容),并对其定义的草案进行评论,对主要关键性术语的统一规范做出了决定。

2007 年 10 月 16 日,《WHO 西太平洋地区传统医学名词术语国际标准》在 WHO 和国家中医药管理局联合召开的新闻发布会上由崔昇勋博士发布。中国、韩国、日本等国家专家经过 4 年来的努力,完成了 WHO 对中医学术语国际标准的制定任务,中医药标准化工作的研究迈上了新台阶。该书是传统医学全球化发展的里程碑,为从事传统医学的医务人员、在校学生、立法人员、西方国家传统医学学生及从业人员提供了统一标准。该标准包括总类、基础理论、诊断学、临床各科、治疗学、针灸学、药物治疗、传统医学典籍八大类,3543 个词条。每个名词都有序号、英文名、中文名及定义/描述。其中,传统医学典籍部分的术语按照序号、中文名、拼音、作者/编者、成书年代、国家、英文名称的顺序编排。传统医学从没有规范,到有标准,为今后传统医药标准化建设打下了基础。在 WHO 西太区和国家中医药管理局的支持下,该标准将成为教材编写、信息交流的参照标准。每隔 3～5 年,还将对该标准进行完善修订。这标志中医名词术语英译标准化工作国际合作的帷幕正式拉开。

该项目有两个目标:其一,是为了对传统医学更好地理解、教育、培训、临床实践及研究提供一个共同的术语;其二,可以易化成员国之间的传统医学交流。

西医术语的使用:术语有多个名字,即使在中国政府公布的国家标准中,也是有实际意义的。在翻译这些术语的时候,特别是用直译的方法,每个同义词应该有相应的翻译,结果是一个概念有很多英文表达方法。世界上,这种英文对应词的多样性不具有科技术语的特点。由于汉语构词习惯,出于语言或者修辞的目的,加入或者删除一些汉字。

由于删减和添加汉字没有技术上的意义,这一点在国际术语标准中没有必要反映出来。由于传统医学的演化,一些传统医学术语的原始概念改变了,或者仅仅是现在多种含义中的一个。这种情况下,现代医学概念的英语表达应该作为标准。

2.3.5　国家标准化管理委员会颁布的标准化方案

2006年10月1日国家颁布实施了《中华人民共和国国家标准·中医基础理论术语》。由国家质量监督检验检疫总局、国家标准化管理委员会于1998年末正式启动该项目的研制、起草工作,2006年5月25日发布,10月1日实施。该标准方案的引言中指出:"中医学科学术语的标准化是中医学学术建设的基础性工作。在国家中医药管理局的领导下,经过中医学届的努力,已初步建成了一些国家标准和中医行业标准,中医学科标准体系的建立奠定了良好的基础。但是,迄今尚未建立中医基础理论术语标准。为了继承和发扬中医学术,为人类健康服务,满足中医教学、科学研究、医疗、管理及对外交流的需要,必须遵循中医学理论体系,建立科学、统一的中医基础理论术语标准。经过国家中医药管理局和国家标准化管理委员会批准立项,开展了中医基础理论术语标准研究而编制《中华人民共和国国家标准·中医基础理论术语》。"

该标准由国家中医药管理局提出并归口,起草单位是辽宁中医药大学,由李德新教授负责。李德新教授是辽宁中医药大学从事中医基础理论研究的专家,也是全国有名的中医学家。他虽然从事的是中医学的教学、科研和临床治疗工作,但非常重视中医的国际化和中医名词术语英译的标准化发展。在他主持研制的中医基础理论术语国家标准中,术语的英译问题也纳入其中,并且为中医基本名词术语的英译及其标准化发展奠定了良好的基础。

该标准主要内容包括总论、阴阳、五行、藏象、气血精津液、经络、体质、病因、病机、养生、预防、治则和五运六气等基本术语及其概念。每一条术语均为汉英对照,同时皆有比较简单的中文定义。从该标准的具体内容来看,大部分术语的英译都比较符合中医名词术语英译的规范化发展的基本趋势。编写原则按《标准化工作导则·术语编写规定》等国家标准规定执行,并与李振吉主编的《中医药常用名词术语辞典》相一致。力求遵守现代术语学的一般规律,同时尊重约定俗成的一些提法,体现中医基础理论的特色。

该研究词条主要是中医基础理论词条,不涉及中药、方剂、针灸穴位等翻译。没有特别提出中医英译的原则与方法,但是从翻译的词条看,基本与目前流行的翻译原则和方法取得一致,前后用词统一。"五行"的翻译为"five elements","脏腑"的翻译为"zang-fu viscera","三焦"的翻译用"triple energizer"。句子的翻译用动名词形式,如"心主血脉"翻译为"heart dominating blood and vessel"。针灸经络相关术语与 WHO 一致。同时,该标准也采用了一些意译之法,翻译中医一些颇具独特性的术语。如将"通因通用"翻译为"treating diarrhea with purgatives",将"塞因塞用"翻译为"treating stuffiness with tonic",将"肾虚水泛"翻译为"kidney insufficiency with water diffusion",则与 WHO 西太区标准的译法有一定的差异。在西太区的标准中,这 3 个术语分别被翻译为"treating the unstopped by unstopping","treating the stopped by stopping"和"kidney deficiency with water food"。西太区对这 3 个术语的翻译,主要参考的是魏迺杰的译法。从中医语言和文化的角度来讲,并不是所有形式上一模一样的字词或概念在任何条件下含义都是一样的。这种情况在中医理论中一般都是比较普遍的。比如"虚",如果用来形容身体,则自然应该是 weakness,而不应该是 deficiency。所以从再现原文实际含义的要求出发,按照不同的语境,对形式上同样的字词予以不同的翻译也是自然而然的。但从规范化和标准化的要求出发又不得不采用一些颇为质直,甚至僵硬的做法,对其加以统一化的翻译。在翻译中英名词术语时,我们也需要注意西方人的选词。西方人对中医基本概念和术语的理解一般都比较表浅,无法像中国人理解得那么深入。但英语毕竟是西方语言,西方的选词一般都会更加自然一些。

2.3.6　中医临床术语国家标准方案

1995 年,国家颁布了《中华人民共和国国家标准·中医临床诊疗术语》(GB/T 15657—1995)。这部中医临床诊疗术语国家标准只有术语,没有定义。从国家标准的要求来看,一个概念或术语不仅仅有标准的结构形式,而且必须有规范的定义。所以,该标准颁布之后,国家中医药管理局组织专家对其进行修改、补充和完善,其中一个很重要的工作就是为每一个概念和术语确立定义,以便能展示其主旨精神。1997 年,国家颁布了新修订的有完整定义的《中华人民共和国国家标准·中医临床诊疗术语》(GB/T 16751.1—1997,GB/T 16751.2—1997,GB/T 16751.3—1997)。该标准包括中医治则、治法、证候和疾病名称等中医临床术语 2875 条和 317 条中医术语同义词,每一条的定义都比较完整准确。该标准前期只有中文术语,没有相应的英文。后期因为中国要向 WHO 提供可以作为编制 ICD-11 中传统医学章节的中国标准参考,国家组织专家对该标准进行了英译。WHO 西太区和世界中医药学会联合会 2007 年分别颁布的两个标准是两个已经正式颁布了的中医术语国际标准,在翻译该标准时,对这两个标准做了较为系统的总结和分析,并在翻译中有原则性地加以应用。同时,对国内外较为流行的汉英中医词典比较统一的译法,也予以采纳。比如对"证"的翻译,该标准采用了国际较为流行的两种译法,即 syndrome 和 pattern。在 WHO 西太区所颁布的传统医学术语国际标准中,

pattern 为"证"的首选译法,syndrome 为"证"的次选译法。在世界中医药学会联合会所颁布的中医术语国际标准中,syndrome 为"证"的首选译法,pattern 为"证"的次选译法。在该标准中,"证"的翻译与世界中医药学会联合会的做法保持一致。

2.3.7　WHO/ICD-11 传统医学部分的标准方案

《国际疾病分类》(ICD)是由 WHO 制定并发布的国际通行疾病分类系统。ICD 为世界各国及地区统计疾病发生率及死亡率提供工具及统一标准,现已成为一般流行病学研究、卫生项目管理、卫生资源分配及医疗保险系统等工作中使用的疾病分类的国际标准。作为报告疾病和健康状况的国际标准,它定义了疾病、伤害和其他相关健康状况的范围,为世界各国不同人群的一般健康现状,提供了统一的评价标准。ICD 的发展历经百年,第一个国际分类版本于 1893 年由国际统计研究所(International Statistical Institute)发布,名为《国际致死原因目录》(*International List of Causes of Death*)。1948 年,WHO 成立,并发布了第 6 版(ICD-6),首次将发病率纳入其中。1955 年,第 7 版发布,之后以每 10 年更新一次的频率于 1965 年发布 ICD-8,于 1975 年发布 ICD-9。1983 年,WHO 对 ICD 进行更新,直至 1990 年 5 月,第四十三届世界卫生大会批准发布了 ICD-10。2018 年 6 月 18 日,WHO 发布了 ICD-11,会员国可根据 WHO 发布的版本准备实施工作,例如翻译成本国语言。ICD-11 于 2019 年 5 月提交至第七十二届世界卫生大会。

2019 年 5 月 25 日,第七十二届世界卫生大会审议通过了 ICD-11,首次纳入起源于中医药的传统医学章节,收录了现代医学没有的中医学的病名。ICD-11 能提高疾病的检索效率和编码的准确性,使统计内容更加丰富,增加了统计的灵活性,并将为规范疾病诊断名称提供一定的参考[22]。

2.3.7.1　ICD 的发展历程

国际统计协会在 1891 年成立了国际死亡原因分类委员会,责其会长 Jacques Bertillon 编写一份死亡原因分类。这份报告被称为《Bertillon 死因分类》,为 ICD 的最初版本。1900 年法国政府召开了首次《国际死亡原因分类》修订大会并通过了修订决议即 ICD-1。随后,第六次修订会议将 ICD 扩大为《国际疾病、损伤和死亡原因分类》(ICD-6),并建议 WHO 成员国根据 ICD-6 记录疾病发生及死亡原因的数据。第九次修订增加了更多的疾病及可选诊断说明分类方法,并对其编码体系进行了调整与修订[23]。

ICD-10 是较重要的修订之一。ICD-10 由 WHO 在 1990 年公布,并更名为《国际疾病分类与相关健康问题统计分类》,但简称仍沿用《国际疾病分类》(ICD)。ICD-10 的创新之一是从纯数字编码到字母数字组合编码,扩大了编码容量。在某些章节的最后增加了手术后并发症,修订了与产妇死亡率和胎儿死亡率、围产期死亡率、新生儿死亡率和婴儿死亡率有关的定义、标准和报告要求。ICD-10 自发布以来在国际社会得到了广泛应用,但在更新过程中,WHO 认识到其结构限制了一些主题分类的更新与发展,同时也限制了编码的准确性和统计的灵活性。

2007 年,WHO 正式启动了第十一次修订工作,2018 年 6 月 18 日 ICD-11 在 WHO 网站发布。ICD-11 在结构框架、章节内容、编码系统等方面都有相当大的改进。其改变了对分类单元的定义模式,构建了内容模型、基础组件及线性组合,以实现对所有实体内容信息的电子化处理;增加了扩展码章节,更新了编码方式及使用规则,扩大编码容量的同时增加了编码的灵活性、适应性;还首次将传统医学纳入国际疾病分类体系中。

2.3.7.2　结构特点

ICD-11 最本质的创新是改变了分类单元的定义模式,通过症状和临床表现、病因学、疾病过程和结果、治疗反应、遗传因素、与环境的关系,对 ICD 实体(分类单元)进行全面描述,并从这 6 个方面的描述中解构出 12 个参数(ICD 实体标题、分类特性、文本定义、关键词、身体系统或部位、时间特性、子属性的严重程度、症状学特性、病因学特性、特定条件属性、治疗特点、诊断标准),从不同维度呈现各个分类单元的内涵实质(2019 年)。这些描述和参数的总和就是一个 ICD 实体的内容模型。基础组件是所有 ICD 实体(包括疾病、症状、体征、损伤、外因和功能失调)的总集,每个 ICD 实体都有上述 12 个参数,因此具备多个不同维度的分类属性。根据使用目的或分类方式可以从基础组件中派生出不同的子集,这些子集就是线性组合。比如从 ICD-11 实体中选出用于死因率和发病率统计的实体,即构成死亡率和发病率统计的线性组合 ICD-11 MMS(mortality and morbidity statistics)[24]。不同专科的线性组合也可以通过选择 ICD 实体的不同分类属性而产生。

2.3.7.3　编码方式及规则

ICD-11 使用由字母、数字组合的新编码系统,将 ICD-10 各个分类章节和内容重新编码。编码范围从 1A00.00 到 ZZ9Z.ZZ,其中以"X"开头的为扩展码,并且排除了字母"O"和"I",以防与数字"0"和"1"混淆。编码第 1 位是章节代码,范围为 1~9;第 2 位为字母 A~Z,可区别于 ICD-10;第 3 位为数字 1~9,以防止编码时拼写成单词;末位的 Y 和 Z 分别代表"其他特指"和"未特指"的残余分类[25],为了保持编码体系的稳定性,ICD-11 的每个节中均留有未使用的编码空间,以便后续更新和维护。

ICD-11 增加了一章扩展码,与 ICD-10 分类系统、肿瘤形态学分类等附加码的功能类似,用于对疾病和健康状况添加更多细节描述,但必须与主干编码同时使用,不能单独使用。扩展码主要为以后组配形式使用,旨在单一主干编码无法详细描述疾病或健康的情况下,使用多个扩展码组成编码簇来描述。ICD-11 扩展码不仅能补充疾病和医疗信息,还能通过编码显示疾病发生的时间状态、反映患者的既往史和家族史等,也能使某些罕见情况或罕见病能得到显现并描述[26]。

例如：

慢性自身免疫性胃炎伴消化系统脓肿

DA42.0 & XT8W/ME24.0

自身免疫性胃炎 & 慢性/消化系统脓肿

2.3.7.4　内容介绍

ICD-10 共有 22 个章节,而 ICD-11 中有 27 个章节。其主要内容(共 25 章)与 ICD-10 相似,其中第 4 章为调整后新增加的章节(第 3 章血液或造血器官的疾病、第 4 章免疫系统疾病、第 7 章睡眠-觉醒障碍、第 17 章与性健康有关的情况),第 1 章为从 ICD-10 中整合扩展而成章节(疾病与死亡的外因)。同时,ICD-11 增加了 2 个全新章节,即传统医学模块 1 和扩展码。此外,ICD-11 还调整了部分章节的名称。ICD-11 调整了 ICD-10 的分类结构,包括术语的更新和统一、改变某些 ICD 实体的分类位置、增加和细化新的分类单元等。如在 ICD-10 中,传染病可能在多个章节中出现,而在 ICD-11 中,基本上将所有的传染病都纳入第 1 章传染病与寄生虫病中,按临床症状、传播方式、病原分组,仅少数保留在原来章节。ICD-11 绝大部分使用了现有的标准术语集,如国际伤害外部原因分类(ICECI),国际功能、残疾和健康分类(ICF),医学系统命名法-临床术语(SNOMED-CT)等。不仅能为数据统计和交流提供更好的支持,也可为临床诊断标准化提供参考。

在内容层面,ICD-11 有了很大的改革。WHO 建立了 ICD-11 Foundation Component,即 ICD-11 基础组件,它作为底层数据库存在,可根据特定的需求,从中抽取需要的内容形成线性化子集。

基础组件共约 5.4 万实体,实体可以是疾病、紊乱、伤害、外部原因、体征和症状,或者遭遇的原因。基础组件共有二十九大类(图2.1)。

作为数据基础,基础组件中的每个实体没有我们所熟知的类似 ICD-10 一样的编码。但为了标识每个实体的唯一性,每个实体都有其 Foundation Id,但需注意,此 Id 仅在网页上显示,如图 2.2,实际发布的 ICD-11 相关文件中并不包含。

ICD-11 (Foundation)

Search

▼ ICD-11

▸ Certain infectious or parasitic diseases
▸ Neoplasms
▸ Diseases of the blood or blood-forming organs
▸ Diseases of the immune system
▸ Endocrine, nutritional or metabolic diseases
▸ Mental, behavioural or neurodevelopmental disorders
▸ Sleep-wake disorders
▸ Diseases of the nervous system
▸ Diseases of the visual system
▸ Diseases of the ear or mastoid process
▸ Diseases of the circulatory system
▸ Diseases of the respiratory system
▸ Diseases of the digestive system
▸ Diseases of the skin
▸ Diseases of the musculoskeletal system or connective tissue
▸ Diseases of the genitourinary system
▸ Conditions related to sexual health
▸ Pregnancy, childbirth or the puerperium
▸ Certain conditions originating in the perinatal period
▸ Developmental anomalies
▸ Symptoms, signs or clinical findings, not elsewhere classified
▸ Injury, poisoning or certain other consequences of external causes
▸ External causes of morbidity or mortality
▸ Factors influencing health status or contact with health services
▸ Codes for special purposes
▸ Supplementary Chapter Traditional Medicine Conditions - Module I
▸ Supplementary section for functioning assessment
▸ Extension Codes
▸ Special Views

图 2.1　ICD-11 基础组件

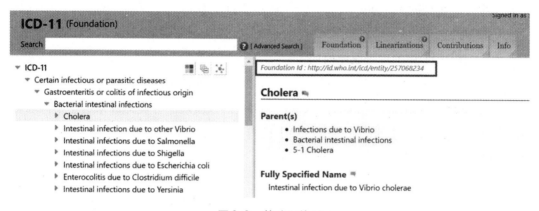

图2.2 基础组件 Id

基础组件创新地使用了网络协作的方式,登录其网站后,可在提案区提交提案,如图2.3,WHO 设有特定的小组对提案进行审核(图2.3)。此做法通过鼓励专家的参与 ICD-11使其内容更加合理。

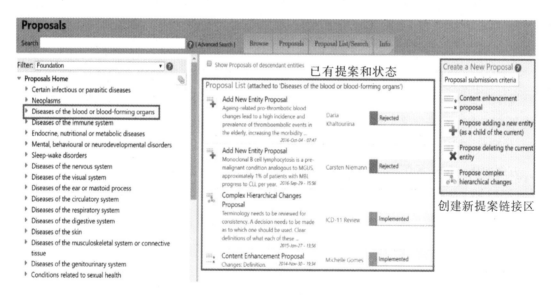

图2.3 提交提案

ICD-11 引入了本体思想,从 13 个方面对实体进行描述,相较于之前的版本更加复杂,然而目前 ICD-11 基础组件数据并未发布,仅供浏览使用。这 13 个方面分别是 ICD Entity Title(ICD 实体名称)、Classification Properties(分类属性)、Textual Definitions(文本定义)、Terms(术语)、Body System/Body Part(身体系统/身体部位)、Temporal Properties(时间属性)、Severity of Subtypes Properties(严重性)、Manifestation Properties(Signs, Symptoms or Investigation Findings)(表现属性,体征,症状或调查发现)、Causal Properties

（因果属性）、Specific Condition Properties（特殊条件属性）、Treatment Properties（治疗属性）、Diagnostic Criteria（诊断标准）、Functioning Properties（功能属性）。

2.3.7.5　ICD-11 中的传统医学模块

ICD-11 将传统医学内容独立成章，作为第 26 章列在西方医学内容之后，标题为《传统医学模块 1》(Traditional Medicine Module 1，TM1)，该模块的分类标准来自于中国和韩国的国家标准，以及日本的行业标准。TM1 的内容主要起源于中国的中医学，是为了记录和报道发病率而制定的。

TM1 是传统医学临床医生、学者和分类专家共同开发的一种国际标准。标准化的传统医学分类可以使不同国家的临床文献纳入相同的标准，并让使用者提取可比较的数据，使传统医学的实践和发病率报告具有国际可比性。TM1 分为两个部分：传统医学疾病与传统医学证候。其中传统医学疾病共分为 6 个类目［脏腑系统疾病、其他身体系统疾病（皮肤类、妇产类、骨关节肌肉类、五官科类、脑病类）、气血津液病、精神情志病、外感病、儿科与青少年病］，包含 148 种疾病。传统医学证候共分为 9 个类目（八纲证、外感证、气血津液证、脏腑证、经络证、六经证、三焦证、卫气营血证、四象医学病证），包含196 种证候。以上每个分类都和西医内容一样，均有代码表示其他特指和未特指的情况。

TM1 使用"疾病"和"证候"来描述分类概念。疾病是指通过相关的体征、症状来判断机体的一系列功能失调情况，其通过症状、传统医学中的病因、病程和结局、治疗反应或相关环境因素来定义。证候是指患者在某一特定时间点的健康状况表现，通过症状学、体质特征来定义。TM1 对"疾病"和"证候"的上述定义，实际上并不成熟，尚待改进。一方面中国、日本、韩国的医学与文化认知存在差异，另一方面当时中国国内中医最新国标(2017 版)尚未发布，故而上述"疾病"与"证候"的概念属于迁就日本、韩国医学认知的权宜之计。

2.3.7.6　ICD-11 的使用

TM1 章节的代码可以在医院住院或门诊病例中使用，但不能用于死亡原因报告。使用者可通过以下两种方式应用：综合编码（联合其他章节使用）和独立编码（仅使用 TM1 中代码）。ICD-11 建议，在可能的情况下，TM1 代码应该与西方医学章节中的代码结合使用，以便进行国际比较。在使用中，可以同时选用多个疾病和证候的代码，并应根据主次进行排序编码。

2.3.7.7　ICD-11 与国内中医现行标准对比

目前国内中医疾病与证候分类国家标准有《中医病证分类与代码》(GB/T 15657—1995)（以下简称《国标》）、《中医临床诊疗术语（疾病部分）》(GB/T 16751.1—1997)和《中医临床诊疗术语（证候部分）》(GB/T 16751.2—1997)。《国标》规范了中医病证术语和分类,《中医临床诊疗术语》规范了常见病及其定义,然二者使用的术语和分类方法有差异,这里选择《国标》与 TM1 做对比,详见表 2.1。

表 2.1　TM1 与《中医病证分类与代码》比较

项目	TM1	中医病证分类与代码
编码	字母、数字	汉语拼音首字母、数字
格式	与 ICD-11 其他章节编码格式相同、如 SB06.0(肾水)、SE70(阳证)	以汉语拼音首字母表示疾病或证候分类、如 BNF010(病名/内科/肺系/咳嗽病)、ZBF000(证候/病因/风邪证)
疾病分类方法	综合分类,按病位、病性、临床科别等分类,共 6 类	按病名临床科别,分内、外、妇、儿、眼、耳鼻喉、骨伤 7 类
疾病数量	148 种	600 种以上
证候分类方法	中医辨证系统、汉方医学及四象医学辨证的综合分类,共 9 类	中医辨证系统,分病因、阴阳气血津液痰、脏腑经络、六经、卫气营血 6 类
证候数量	196 种	1500 种以上

《国标》与 ICD-11 同样采用了疾病与证候并列分类编码,使用时根据病情进行病证排列组合编码。如外感风邪咳嗽,使用 TM1 编码为 SA70/SE80(咳嗽/风淫证),使用《国标》编码为 BNF011/ZBF000(外感咳嗽/风邪证)。TM1 使用 ICD-11 的编码方式,字母数字与分类单元内涵并无特别联系;《国标》依赖汉语拼音首字母表示其内涵,如 BNF 为病/内科/肺系,相比 TM1 编码更具有国际适用性。TM1 综合了中医学多种分类方式,包括按临床科别、按脏腑辨病、按气血津液辨病等,避免了单一按临床科别分类(《国标》)造成的病种庞杂和缺乏统计意义的缺陷,使分类和统计更精确。TM1 不仅囊括了中医辨证系统,也综合了日本汉方医学、韩国四象医学的辨证系统,体现了其作为国际分类标准的特点。TM1 所载疾病和证候的数量远少于《国标》,一是由于《国标》分类病证精细庞杂,而 TM1 分类精简,靠组配进行复杂表达;二是 TM1 中还有许多病证的修订有待完善和增加,这也说明 TM1 具有很大的扩展潜力。

ICD-11 首次采用全电子版本,在便于使用的同时也降低了错误的发生率。共有 31 个国家和地区参与了 ICD-11 的现场试验。ICD-11 共收录了 55 000 个编码,远多于 ICD-10 的 14 400 个。目前国家中医药管理局提供官方的中文翻译版本,为 ICD-11MMS 简明编码列表,共 32 198 条。WHO 分类术语和标准小组负责人 Robert Jakob 博士称,ICD-11 包含若干新的章节,其中一章关于传统医学。此前的 ICD 版本从未对传统医学进行分类。将传统医学写入 ICD 影响深远,将使目前正蓬勃发展的传统医学进一步扩大影响力,最终成为全球医疗保健不可或缺的一部分。加利福尼亚大学洛杉矶分校东西方医学中心的 Ryan Abbott 认为,WHO 关于中医的决策可以理解成"是一种主流认可,将在全球范围内产生重大影响。"

传统医学(尤其是中医学)是许多国家卫生服务的重要组成部分。据 WHO 2017 年统计,发展中国家有 70% 以上的人口接触过传统医学,全球范围内有 130 多个国家和地区将传统医学作为卫生保健手段,51 个国家制定了发展传统医学的国家政策,54 个国家制定了传统医师注册法,61 个国家成立了关于传统药物的专家委员会。以前由于没有统一的国际标准,统计机构很难在国际范围内监测传统医学对健康的长期影响。TM1 使传统医学有了国际标准化的统计口径,各级机构能在更大范围内对传统医学疾病进行分类、统计、比较和研究。WHO 建议将 TM1 应用于各级机构的报告统计、监测医疗资源使用、医疗保险及报销、中医学教育与研究等方面,如描述和量化传统医学服务使用情况、统计发病率、计算临床治疗成本等。然而,由于 TM1 所收录的中医疾病和证候还比较有限,可能限制 ICD-11 在临床诊断及病例管理中的应用。中医国际化的一个重要途径就是中医标准化。中医因具有临床疗效确切、费用相对低廉等特点,是许多国家和地区医疗保健的重要组成部分。但在国际化的过程中,存在文化差异、专业术语翻译偏差、现代科学研究缺乏参考标准等问题。TM1 在中医术语英译上给出了相对稳定的国际标准,这极大地推进了中医的对外教学和传播[27]。同时,TM1 通过症状、病因、病程、结局等指标来标准化中医疾病,通过症状、体质特征来标准化中医证候,有利于更容易地理解中医疾病和证候的概念,并在一定程度上给中医的现代科学研究提供统一的量度和评价标准。

ICD-11 能提高疾病的检索效率和编码的准确性,使统计内容更加丰富,增加了统计的灵活性,并将为规范疾病诊断名称提供一定的参考[22]。同时,ICD-11 补充了大量与疾病和健康相关的内容,并建立了全新的编码方式,对实现反映疾病动态过程的诊断有一定的意义。ICD-11 中增加的传统医学尤其是中医学内容,使中医疾病和证候分类有了一个国际标准。我国通过参与 TM1 修订,促进了国内中医病证分类、中医临床诊疗术语等国家标准的修订。这不仅有利于我国中医卫生服务的发展,也有利于中医学的世界交流;不仅能为中医学的科学研究提供国际标准,也能为收集更科学的中医临床数据创造条件。

2.3.8　国际标准化组织发布的标准

2014 年,国际标准化组织(ISO)首次发布《中医药学语言系统语义网络框架》和《中医药文献元数据》两项国际标准,这两项标准是迄今为止国际标准化组织首次发布的中医药信息标准,对中医药术语信息系统和文献信息系统的建设起到重要的支撑作用。

ISO 近期首次发布《中医药学语言系统语义网络框架》和《中医药文献元数据》两项国际标准,该国际标准是在国家中医药管理局和中国中医科学院的大力支持下,由中国中医科学院中医药信息研究所研究员崔蒙带领信息标准研制团队历时 3 年研制而成的。

《中医药学语言系统语义网络框架》规定了中医药学语言系统的语义类型、语义概念及语义关系,并对其进行了详细定义。该标准的提出不仅规范和支持了中医药学语言系统的建设,还为中医药学术语系统和本体创建提供了语义标准,为中医药学语言系统和统一的医学语言系统映射提供了支持,对中医药学术语信息的交换具有重要意义。《中医药文献元数据标准》规定了中医药文献元数据标准化的基本原则和方法,覆盖中医药学领域具有共性的全部元数据内容,为中医药学的文献资源提供了一套通用的描述元素。它能规范、科学、合理地描述中医药学文献,提供有关中医学科学文献的标识、内容、分发、质量、限制和维护信息,以支持中医药文献的收集、存储、检索和使用,促进中医药文献资源的交流与共享,对中医药文献资源的系统保护和深度利用具有重要意义。

到目前为止,ISO 还没有颁布有关中医名词术语国际标准化方案,有待学者、学术组织和政府共同努力,推动 ISO 中医名词术语国际标准化方案的制定和实施。

2.4 中医病名术语翻译研究概述

通过对有关中医病名翻译的文献进行整理、归纳,发现研究主要集中在以下几个方面。

(1)按中医病名分类采用不同译法:张登峰等[10]根据中西医病名的共同或相似之处将中医病名分为同名同义、异名同义、同名异义、一名多病(症)4 类。提出了借用法、合成法、意译法(释义法)、音译法、派生法、描述法 6 种翻译方法。兰凤利[4]归纳中医病名命名 5 种情况:从因立名,从症命名,从机命名,从位命名,因、症、机、位组合命名。提出 5 种翻译方法:采用自然对等词、直译、释义、音译加释义、音译加直译。

(2)避免西医词汇的滥用:魏迺杰[28]认为采用西医名词来英译中医概念的翻译方法容易破坏中医概念的完整性及独立性,并认为对于欲深入了解中医的人,还是直译(仿造)较有益。陈晓华等[29]认为在翻译中医病名时应该直译(加注),而不能一味比照西医使用西医词汇。谢舒婷[30]提出如某中医病名与唯一的西医病名对应,则用直译中文病名,并将对应的英文病名置于后面的括号内。如一个中医病名与两个或两个以上西医病名对应,则不能只使用其中一个西医病名作对应词。

(3)辨析病名源流含义:王治梅等[9]指出要在充分认识和理解中医病名含义的基础上,遵循术语翻译原则,翻译时应根据不同的命名依据选择不同的翻译方法。满雪等[31]认为中医病名英译要考证病名源流,坚持语境翻译。立足中医传播,保持文化特色。利用文献学研究方法,溯本清源,辨析其意,立足不同的语言环境,灵活地选用音译法、直译法、西医病名翻译法等翻译方法。

(4)基于不同视角:闫俊江[11]从模因角度探索中医病症名翻译。运用借用西医、直译、音译+注释、意译、略译、译述的方法。曲琳琳等[12]立足语言国情学视角,提出病名翻译应遵循"追本溯源,正解病名"和"尊重国情,力保特色"两大特点,分析了病名英译中借译、直译、音译、意译、增译5种译法的应用。

(5)提出翻译原则:朱建平等[32]通过分析中西医疾病命名特点,认为应采用首选意译、次选直译、控制音译和多种译法结合的翻译策略。提出五条原则:对应性,简洁性,同一性,回译性,约定俗成。

通过以上概述可以发现,针对中医病名翻译,多数学者的研究或从不同理论视角切入,或将病名进行分类,或者直接讨论翻译方法,有翻译原则指导的很少,以致中医病名的翻译缺乏系统性、整体性。本课题依据信息学、计算机学相关理论和方法,对现有中医药名词术语标准进行搜集、整理、录入,以中医病名术语为切入点,初步建成并完成测试的中医药学名词术语数据库。基于译语话语权,采用案例对比法,对数据库中的中医药名词术语个案进行对比研究,分析翻译异同,论述中医术语翻译的重要性,并对中医术语翻译模式进行探究。

2.5　中医病名术语翻译的瓶颈

目前关于中医名词术语翻译的研究只局限于术语翻译策略和方法的讨论层面,未能深入从实证方面系统性地研究中医名词术语翻译的规范化。中医名词术语各翻译标准之间的不统一是目前中医名词术语推广的一大瓶颈,集中几部术语标准,利用术语数据库方法实现中医名词术语翻译的信息存储和动态处理是急需解决的问题,而在这方面的研究鲜少。本课题将利用数据库技术,从词汇层面对中医药名词术语英译的策略与方法开展系统的实证研究,将有力推动中医药名词术语英译标准化工作的进展。本课题构建的中医药名词术语数据库,可以便捷动态地管理中医药名词术语英译文的信息,有效发挥其信息服务功能,实现术语信息资源的交换、共享和传播。本课题构建的中医药名词术语数据库,可以为中医药的教育教学、科研临床、国际交流等方面的翻译工作提供工具支持。

2.6　本章小结

中医药名词术语及其英译的标准化,是中医药学制定行业标准、学科规范、建立我国医学科技基本条件平台的基础性工作(比如科技数据共享、自然科技资源共享、科技文献资源建设与共享服务等),是一项十分重要的系统工程。它对于中医药现代化走向世界、中医药知识的传播,国内外医药交流,学科与行业间的沟通,中医药科技成果的推广使用和生产技术的发展,中医药书刊和教材的编辑出版,都具有十分重要而深远的意义。

国家也非常重视这项工作。2000 年之前,中国中医药行业已经开展了规范化工作,但是没有英文术语对照,不方便国际交流。2000 年之后,国内外把中医名词术语英译规范化工作提到日程上来。国外,在出版社的支持下也在进行有益的尝试。国际上,WHO 积极组织、开展了《WHO 西太洋地区传统医学名词术语国际标准》的制定工作。

国家中医药管理局和全国科学技术名词审定委员会,也先后主持开展了有关中医名词术语国家标准和中医名词术语英译国家标准的研制工作。比如,全国科学技术名词审定委员会在 21 世纪初成立了中医药学名词审定委员会,开始着手制定和审定中医名词术语的中英文国家标准。2004 年,全国科学技术名词审定委员会所颁布的《中医基本名词术语》,在中医名词术语英文翻译方面做出了有益的探索。为了进一步促进和完善中医名词术语国际标准,WHO 于 2009 年开始实施 ICD-11 传统医学部分的研制工作,首次将传统医学(主要是中医药学)纳入其中,这为中医国际标准的实现提供了一次难得的机遇,必将对中医名词术语的英译及其国际标准化产生深远而持久的影响。在这一工程的影响和推动下,中医药学基本名词术语的翻译及其国际标准化问题已经从理论研究、实践总结和学界争论进入了实际推进、具体操作和国际协调阶段。为了适应这一国际形势的发展,国家中医药管理局迅速组织国内中医界和翻译界的学术力量,组建了中国的专家团队和工作小组,及时立项,多次召开国内和国际会议,协调各方立场,有效地促进了这项工作的开展。在国家中医药管理局的直接领导和指导下,国内课题组开展了多项专题研究,初步制定了中医药国际标准的英文版。WHO ICD-11 传统医学部分的中国推荐方案,在中医国际标准方面做出了深入而扎实的理论研究、实践总结和方法探索。虽目前有关各方在中医名词术语英译及其国际标准化的概念、原则和方法方面,还存在着一定的分歧,但各方都在不断采取措施,努力推进这一工作的开展,很多方面已有逐步趋同的迹象。这是值得肯定的发展,也是必须充分认识的现实。同时我们还必须认识到,中医药国际标准的研究和制定是一项长期、系统、复杂的工程。其所涉及的不仅仅是医学、语言和翻译的问题,有时还与国家文化主权、民族知识产权及地缘政治等问题密切相关。这些问题自然不是翻译理论和方法所能有效解决的,往往需要有关国家和组织通过协商,甚至通过谈判来逐步加以解决。这是我们在推进这一工程的同时,必须时刻保持清醒头脑的根本原因。中医名词术语的翻译及其国际标准化问题,是一项长期而复杂的系统工程。其中所涉及的语言、文化和民族等问题,往往又与一定的国际政治、地缘政治和文化主权等问题交织在一起,使其在操作层面常常超越了翻译研究的一般理论和方法。对此,我们必须有清醒的认识。同时,我们也必须更新观念,拓宽视野,重新审视其概念、原则和方法。

第3章 中医病名术语数据库的构建

3.1 中医英语数据库的发展概述

中医英语数据库研究受到越来越大的重视,在建库意义、数据采集、标注、应用等方面均有详细阐述。闻永毅等(2011年)对包括《黄帝内经》在内的中医英语数据库的建库目的、原则、意义,数据的用途、规模、采集、结构及代表性进行了初步探讨和实践。闻永毅、樊新荣(2003年)分析了中医英语特点,强调采集数据时应考虑中医英语数据时间跨度;如刘耀、周扬(2002年)探讨了中医药古文献数据库词语标识标准,对中医药英语数据库的词语标识起到了很好的借鉴作用;倪传斌(2005年)在"中医英语数据库的建库原则"中从数据库的用途、数据的代表性、数据库的结构与容量、采样方法等几个方面提出了具体的实施原则。

在数据库创建理论及方法的基础上,我国中医英译数据库建设实践也取得了一定的进展。上海中医药大学兰凤利(2008年)主持创建的中医经典文献平行数据库,库容约在100万词。江西师范大学刘延金等(2008年)研究设计的中医汉英双语数据库平台应用Java技术实现了基于C/S模式的数据库系统,使用大量关系数据库存储过程和动态索引树技术实现对海量数据的各种操作。南京中医药大学施蕴中(2009年)的《黄帝内经》汉英数据库建设研究。黑龙江中医药大学徐春捷等(2014年)设计创建的中医英汉平行数据库包含14本中医文献,涵盖中医基础理论、中医诊断学、中药学、方剂学等中医学科,是目前国内较为齐全的中医外译文库,能够代表中医英译的基本成果。兰彩玉(2014年)分析了平行数据库的优势,设计构建了中药汉英双语平行数据库。朱剑飞(2015年)提出建设可用于网络检索的《黄帝内经》中英双语平行数据库。随着个人计算机的迅猛发展,存储数据的硬磁盘造假持续下降,研究者个人也开始建立适合自己研究目的的小型数据库。

综上所述,中医药数据库在建库理论和实践方面都取得了较大的进展,但多数建库集中在语篇层面。本研究从术语数据库层面着手,以中医病名术语数据库为基点,逐步建立和完善中医药名词术语数据库,用于研究中医药名术语的规范化和英译的标准化。

3.2　数据选取

选取国家中医药管理局发布的《中医药常用名词术语英译》[33]、中医药学名词审定委员会发布的《中医药学名词》[34]、WHO 发布的《WHO 西太平洋地区传统医学名词术语国际标准》[35]、世界中医药学会联合会发布的《中医基本名词术语中英对照国际标准》[36]中所有内科、眼耳鼻喉科疾病病名及翻译词条,以及 WHO 发布的 ICD-11 传统医学章节[37],分别简称为标准 1、标准 2、标准 3、标准 4、标准 5。

3.3　数据录入

建立 Microsoft Excel 工作表,标准 1 即《中医药常用名词术语英译》汉英词条有474 条,标准 2 即《中医药学名词》汉英词条有 345 条,标准 3 即《WHO 西太平洋地区传统医学名词术语国际标准》汉英词条有 310 条,标准 4 即《中医基本名词术语中英对照国际标准》汉英条有 582 条,共计 1890 条。标准 5 即 WHO ICD-11 传统医学章节汉英词条有 536 条。

3.4　数据库的构建

构建数据库的操作步骤如下。

(1)将 Microsoft Excel 数据导入 Access 数据库(图 3.1)。在外部数据菜单下,选择 Excel 即可打开 Excel 导入窗口(图 3.2)。

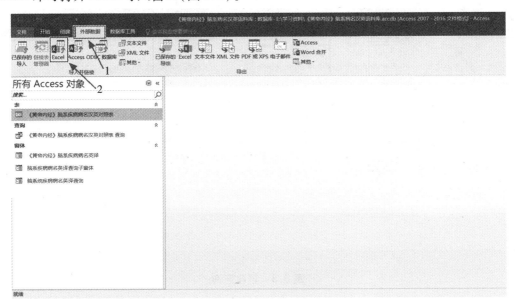

图 3.1　Excel 数据导入

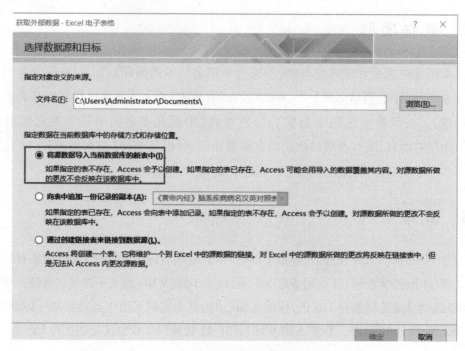

图 3.2　数据源和目标

（2）创建查询：选择"创建"菜单下的"查询向导"按钮，打开查询创建窗口（图 3.3）。选择"简单查询向导"选项，按"确定"按钮（图 3.4）。选择要创建查询的表，选择需要展示的字段（图 3.5、图 3.6）。输入查询标题，完成查询设计（图 3.7）。

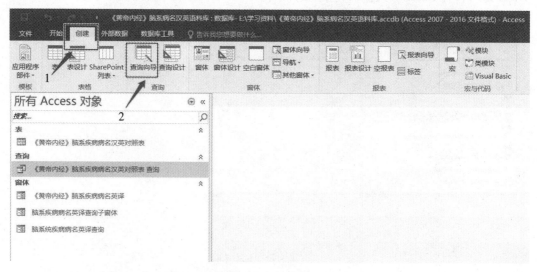

图 3.3　创建查询

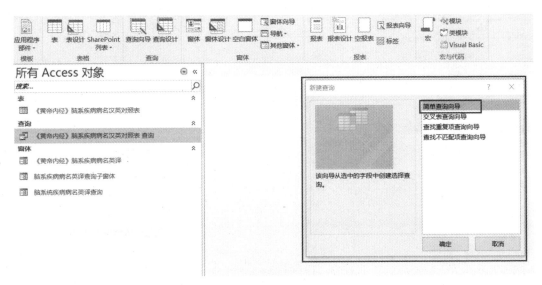

图3.4　简单查询向导

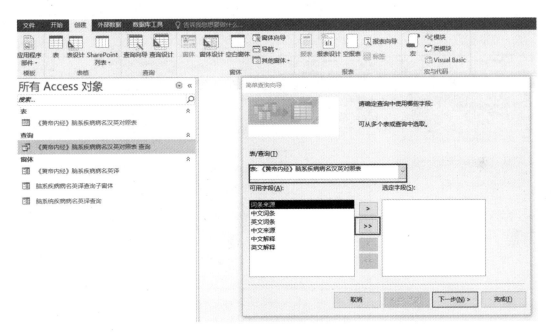

图3.5　选择创建查询表

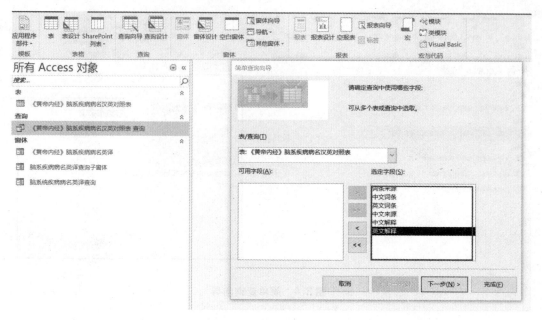

图 3.6 选择展示字段

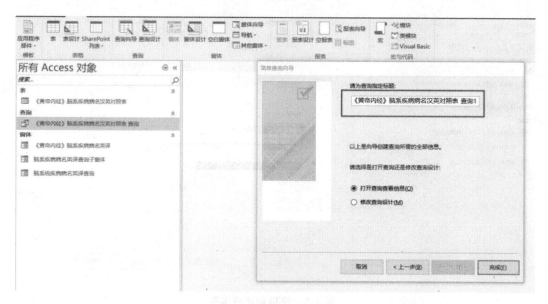

图 3.7 输入查询标题

(3)创建窗体:点击"创建"菜单下"窗体设计"按钮(图 3.8),打开窗体设计页面(图 3.9)。点击"标题"按钮,添加标题到窗体中,输入对应的标题名称(图 3.10)。添加标签、文本框、按钮、子窗体组件到窗体中,并完成相关命名及格式调整,如图 3.11 所示。

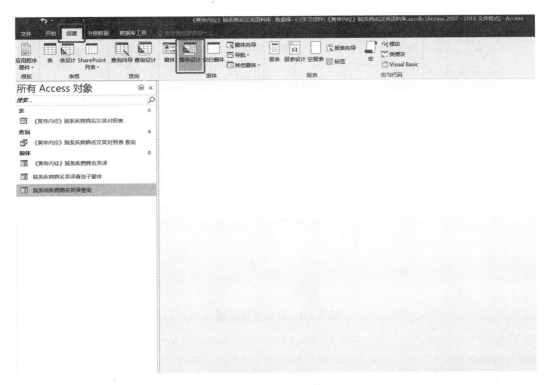

图 3.8　创建窗体

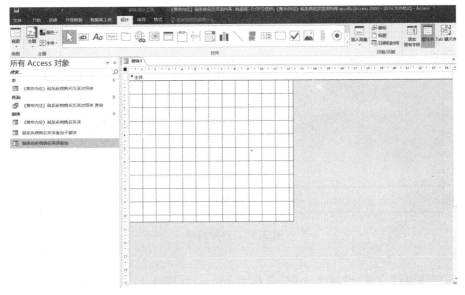

图 3.9　打开窗体设计页面

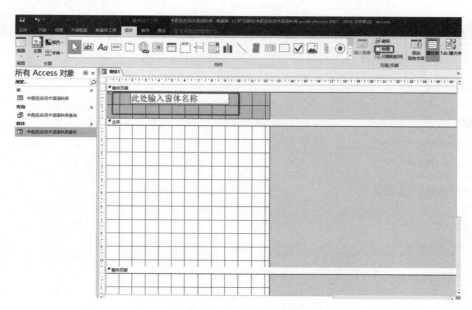

图 3.10   添加窗体标题

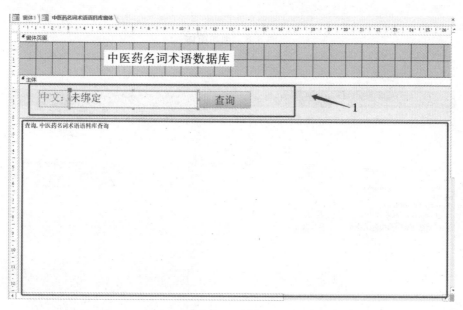

图 3.11   添加组件

（4）窗体事件设置：设置文本框，名称为 txt_zwct（图 3.12）。编写查询事件，程序实现查询功能（图 3.13、图 3.14）。设置子窗体，数据来源为已创建的查询（图 3.15）。

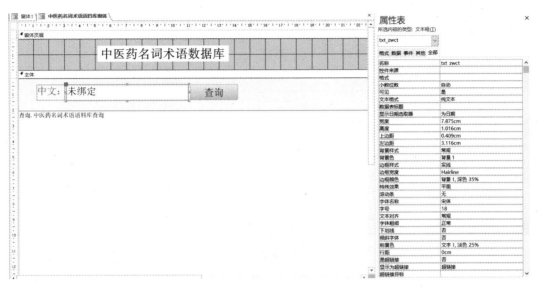

图 3.12 窗体事件设置

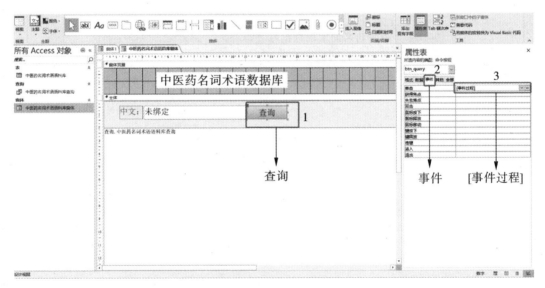

图 3.13 编写查询事件

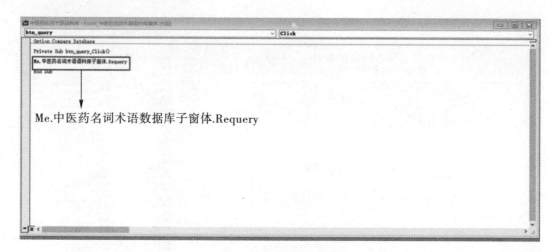

图 3.14　实现查询功能

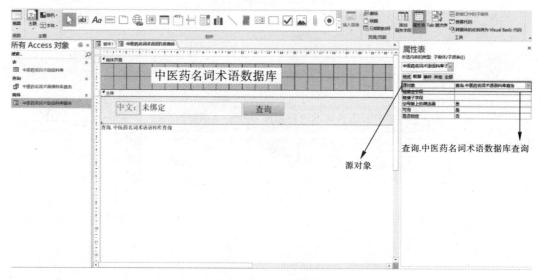

图 3.15　设置子窗体

　　打开查询设计页面,设置查询参数。当查询窗体中的中文输入为空时,查询全部内容,当查询窗体中输入具体中文名称时,根据中文名称进行模糊匹配查询(图3.16)。

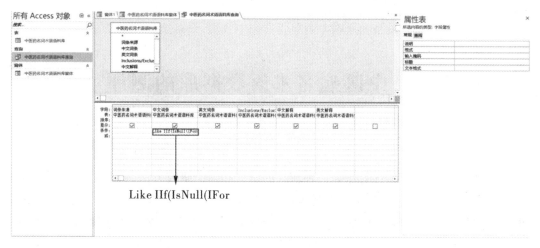

图 3.16　查询参数

3.5　本章小结

　　本章构建了小型术语数据库,建好的小型中医术语数据库可用来进行病名术语查询、更新数据库、病名术语对比研究等操作。通过数据库的查询功能,可以直观观察每个术语被几部标准收录的情况、观察英文的译文及英文的解释等。

第4章　中医病名术语数据库的测评

在20世纪50年代后期,作为一种新兴的学科和新的研究方法,数据库语言学逐渐发展起来,其基本概念是使用计算机强大的检索和统计手段处理数据库所提供的大量数据,进行词汇、语法、语篇、用法变异、语言习惯及语言的历史发展等各项课题的研究[38]。随着个人计算机的迅猛发展,存储数据的硬磁盘造假持续下降,研究者个人也开始建立适合自己研究兴趣的小型数据库[39]。在数据库的基础上来进行语言学研究,数据库的选择是进行研究的基础,同时,数据库的可用性应得到充分的论证,这样才能使研究顺利进行。但是,到目前为止,数据库建库的标准及规范尚未得到统一,导致不同数据库的设计和构建出现很大差异。因此,建立合理的测评指标体系并选取有效的方法来测评小型数据库的可用性是目前亟须解决的问题。目前,有关于数据库可用性测评的研究很少,仅有的研究是关于大规模数据库的测评[40],未对小型数据库进行研究。关于数据库的建设研究较多,王跃龙[41]建立了汉语口语互动分级数据库;杨锦锋等[42]建立了中文电子病历命名实体和实体关系数据库;黄一龙等[43]建立了中文事件相关性数据库并对识别的方法进行了分析;张冬瑜等[44]构建了情感隐喻数据库并进行了应用;司莉等[45]基于跨语言信息检索构建了数据库,并对构建方法进行了深入的分析;姚源林等[46]建立了面向微博文本的情绪标注数据库;蒋俊梅等[47]对数据库构建实用性与商务英语网络化的发展进行了深入的分析。

不同领域构建了不同的数据库,但数据库可用性的等级是多少? 带着这个问题,我们首先对小型数据库工程全生命周期进行了分析;其次,构建了小型数据库测评的指标体系,针对层次分析(analytic hierarchy process,AHP)法的不足,提出了AHP的改进方法,确定了小型数据库测评指标体系的权重,结合模糊综合评价模型,建立了基于改进AHP和三级模糊综合评价模型的小型数据库的测评模型;再次,为了验证基于改进AHP和三级模糊综合评价模型的有效性,以课题组构建的小型数据库为实例进行分析。结果表明:该小型数据库的测评等级为中等,与实际情况相符合,需要进一步对该小规模数据库进行完善。

4.1　数据库工程的全生命周期

国外数据库开发通常包括5个阶段:规划、设计、选材、建库和标注。何婷婷[48]提出了数据库工程的概念,并把数据库工程的生命周期划分为 7 个阶段。①规划阶段:分析建库必要性和可行性。另外,此阶段必须确定的任务包括建库目的、建库类型、建库规模、建库所需资源(人员、数据来源、计算机软件和硬件)、建库开发成本、建库进度。②需求分析阶段:了解利用数据库进行研究的用户构成及其工作情况;调查元数据需求和应存的各种数据类型及其比例。③设计阶段:设计任务主要包括平衡结构、数据采样原则、数据库逻辑结构的设计。④数据采集:依据数据库的平衡结构和采样原则进行数据采集。⑤实现阶段:主要任务包括存储结构的设计、计算机软硬件的配置、数据一致性地存储到数据库、开发数据库管理和检索程序。⑥标注阶段:标注包括词性、句法结构、语义标注等,其中,词性标注是最基本的标注。⑦使用和维护阶段:主要任务有数据库平衡比例、逻辑结构、物理存储结构、管理程序的修改、数据的更新、标注的更新。其中,在执行过程中,各个阶段不一定是完全串行的,常常需要循环反复进行,不断优化。

4.2　基本理论

4.2.1　改进 AHP

AHP 法由美国匹兹堡大学 T. L. Saaty 教授提出,是一种多属性层次权重决策分析方法,主要通过运用网络系统理论和多目标综合评价对定性问题进行定量分析。该方法把总体问题看作一个系统,以系统的各组成部分之间的相互关系和系统所在的环境为研究基础,并在此基础上进行决策,过程清晰明了、易于理解。基于此,该方法在政策制定、企业管理、科研等多方面得到广泛的应用。目前,针对 AHP 法的研究,主要从以下 7 个方面展开:①一致性的检验与改进;②标度选择;③不确定性问题;④排序方法;⑤判断矩阵的灵敏度分析;⑥与其他决策方法的结合;⑦群组决策的研究。从本质来说,小规模数据库的测评是选择指标和确定权重,而计算指标的权重,进行归一化,最后得到总体权重,是AHP 法的核心。AHP 要求比较某两个指标之间的重要性,建立两两比较判断矩阵,然而传统的九标度存在两个问题:①"重要性"的概念较为模糊,特别是在 1～9 中给出相对重要性的定量判断是很困难的;②在评价指标较多的情况下,一致性(consistency index, CI)很难保证,如果存在严重不一致时,需要重新构建判断矩阵。针对上述问题,有关学者(朱克毓,2014 年)提出了 0、1、2 三标度法,−1、0、1 三标度法,五标度制,9/9～9/1 标度,10/10～18/2 标度,指数标度等。其中,0、1、2 三标度法有利于制表及收集专家信息,易被决策者接受;虽然存在累积优势度损失、序隐率较高等缺点,但是在评价制表较多时,能有效提高一致性,且评价结果也比较接近复杂判断的结果。基于此,我们运用这种标度来代替传统的九标度判别。假设有指标 x_i 与 x_j, h_{ij} 为两个指标重要性比较的取值,那么三标度判别指标重要性如表 4.1 所示。

表 4.1　三标度判别指标重要性比较

x_i 与 x_j 相比较	更加重要	同等重要	不重要
h_{ij}	2	1	0

本文中小型数据库测评指标权重的计算步骤如下。

步骤 1:原始判断矩阵的构建。将各元素相对准则层 K 的重要性进行比较。根据表 4.1 的方法,进行两两比较,最后获得判断矩阵 A 。

$$A = (a_{ij})_{n \times n} \tag{1}$$

步骤 2:处理判断矩阵。对 A 的相对重要性权值 r_i 进行比较。

$$r_i = \sum_{j=1}^{n} a_{ij} \tag{2}$$

式(2)中,r_i 是 A 的第 i 行向量各分量的和。基于此,采用差值法处理 A ,假设进行处理后,矩阵为 A' ,包含的元素为 a_{ij}' 。

$$a_{ij}' = \begin{cases} (r_i - r_j) + 1, & \text{当 } r_i \geqslant r_j \\ \left[(r_j - r_i) + 1 \right]^{-1}, & \text{当 } r_i < r_j \end{cases} \tag{3}$$

式(3)中,r_j 是矩阵 A 的第 j 行向量的各分量的和。

步骤 3:小型数据库指标的层次单排序和权重计算。针对小型数据库可用性,指标层中的元素的意思是影响指标,上面一层是准则层,影响指标对应准则层权重的计算是层次单排序,我们运用方根法来计算:在加工过的 A' 中,每行元素进行相乘,然后开 n 次方,同时进行归一化得到权重 W_i 。

$$W_i = \frac{\left(\prod_{j=1}^{n} a'_{ij} \right)^{1/n}}{\sum_{k=1}^{n} \left(\prod_{j=1}^{n} a'_{ij} \right)^{1/n}}, i = 1, 2, 3, \cdots, n \tag{4}$$

步骤 4:检验评价指标一致性。层次单排序情况下,为确保小型数据库指标的辨别在整体上具有传递性和合理性,需检验判断矩阵的一致性。假设一致性指标是 CI 。

$$CI = \frac{\lambda_{\max} - n}{n - 1} \tag{5}$$

式(5)中,$\lambda_{\max}$ 为判断矩阵的最大特征根。

$$\lambda_{\max} = \sum_{i=1}^{n} \frac{(A' \cdot W)_i}{n \cdot W_i} = \frac{1}{n} \sum_{i=1}^{n} \frac{\sum_{j=1}^{n} a'_{ij} W_j}{W_i} \tag{6}$$

进一步计算一致性比(consistency ratio, CR)。

$$CR = \frac{CI}{RI} \tag{7}$$

当 $CR < 1$ 时,那么判断矩阵的一致性可以接受。式(7)中,RI 是和矩阵阶数有关的

随机一致性的指标,Saaty 得出了 RI 的值,见表4.2。

表4.2 RI 取值

n	RI 值	n	RI 值
1	0.00	8	1.41
2	0.00	9	1.46
3	0.52	10	1.49
4	0.89	11	1.52
5	1.12	12	1.54
6	1.26	13	1.56
7	1.36	14	1.58

4.2.2 模糊综合评价模型

模糊综合评价法,即应用评价因素模糊关系合成机制,依据各个评价因素对被评价对象的隶属度进行综合性评判的一种方法[49]。构建单因素 B_i 的评判矩阵 r 和单因素权重集 A ,用 B_i 的评判矩阵乘以 A ,可以获得 B_i 的评判集;评判集归一化后,将其视为上一级指标的 R 的行,从而构建上一级指标的 R ;依据构造单因素评判方法构建每一级的评判集,从而得出整体评价结果。

(1)由下文构建的小规模数据库测评指标体系,确定评价对象的因素集 $U = \{U_1, U_2, U_3, \cdots, U_n\}$,其中 $U_n(n = 1,2,3,\cdots,n)$ 是被评价对象的主要影响因素。

(2)评判集 $V = \{v_1, v_2, v_3, \cdots, v_n\}$ 。评语依据具体的评价对象来确定,一般情况下,评判集 $V = ($ 很差,差,较差,$\cdots$,较好,好,很好$)$。

(3)单因素模糊评价。单因素模糊评价是指从单个测评指标开始来评价,明确测评指标对评价集元素的隶属度向量。假设,对因素集 U 中第 i 个因素 u_i 进行评价,评语集 V 中第 j 个元素 v_j 的隶属度为 r_{ij} ,由此,以第 i 个因素的评价结果为依据,可得因素 u_i 的模糊评价集合 $(r_{i1}, r_{i2}, \cdots, r_{in})$ 。据此,可以得到其余各个测评指标的单因素评判集。以各个单因素的评判集为行,建立评价矩阵 R 。

$$R = (R_1, R_2, \cdots, R_m)^T = \begin{bmatrix} r_{11} & r_{12} & \cdots & r_{1n} \\ r_{21} & r_{22} & \cdots & r_{2n} \\ \cdots & \cdots & \cdots & \cdots \\ r_{m1} & r_{m2} & \cdots & r_{mn} \end{bmatrix} \tag{8}$$

(4)三级模糊综合评价。二级模糊综合评价是对因素的权重进行综合考虑,因此,对所有因素进行评价时,可以得到模糊综合评价集。

$$C = W_D \cdot R = (b_1, b_2, \cdots, b_n)^T$$

(5)二级模糊综合评价。二级模糊综合评价是对因素的权重进行综合考虑,因此,对所有因素进行评价时,可以得到模糊综合评价集。

$$B = w^2 \cdot C = (w_1{}^2, w_2{}^2 \cdots w_n{}^2) \cdot \begin{pmatrix} c_{11} & c_{12} & \cdots & c_{1m} \\ c_{21} & c_{22} & \cdots & c_{2m} \\ \cdots & \cdots & \cdots & \cdots \\ c_{n1} & c_{n2} & \cdots & c_{nm} \end{pmatrix}$$

$$= (b_1, b_2, \cdots, b_m)$$

（6）一级模糊综合评价。一级模糊综合评价是对因素的权重进行综合考虑,因此,对所有因素进行评价时,可以得到模糊综合评价集。

$$A = w^1 \cdot B = (w_1{}^1, w_2{}^1, \cdots, w_n{}^n) \cdot \begin{pmatrix} b_{11} & b_{12} & \cdots & b_{1m} \\ b_{21} & b_{22} & \cdots & b_{2m} \\ \cdots & \cdots & \cdots & \cdots \\ b_{n1} & b_{n2} & \cdots & b_{nm} \end{pmatrix}$$

$$= (a_1, a_2, \cdots, a_m)$$

按照最大隶属度原则,即 $V_k = \{V_L \mid V_L \to \max a_k\}$ 确定一级模糊综合评价结果。

4.3　实例分析

4.3.1　小型数据库测评的指标体系设计

小型数据库测评的基础是测评指标体系的构建,指标体系的构建要遵循科学性原则、可行性原则、全面性原则及系统和层次原则,具体含义见表4.3。

表4.3　小型数据库测评指标体系构建原则

原则	含义
科学性原则	指标选取遵循研究对象发展的客观规律
可行性原则	指标简洁实用,便于实测获取
全面性原则	指标体系能够全面反映其运行状态
系统和层次原则	指标体系由不同层次和因素组成

小型数据库的构建,过程繁杂,影响其可用性的因素有许多,因此,搜集整理与可用性有关的信息是最关键的一步。对数据库的可用性进行测评,我们要考虑到数据库的标注、设计、实现、维护等多个方面。首先,设计。数据库质量的好坏与数据库设计有直接联系,其设计必须按照建库目的和用户需求来进行。主要涉及的方面有数据库的规模、逻辑结构、平衡结构、采用原则等多方面。其次,实现。在研究数据库实现方面,关键因素主要有数据采集程序、存储结构、管理程序、检索程序等。再次,标注。数据的加工规范、程序、结果是探究数据库标注的关键因素。其标注质量和深度不仅直接涉及数据挖

据信息的丰富和准确性,而且对数据库可用性有决定性的作用。最后,维护。可维护性和维护程序可作为研究数据库维护的 2 个方面(表 4.4)。

表 4.4　小型数据库可用性测评指标体系

目标(A)	一级指标(B)	权重	二级指标(C)	权重	三级指标(D)	权重
小规模数据库可用性评测 A	数据库设计 B_1	0.337	数据库规模 C_1	0.143	数据稀疏 D_1	0.539
					垃圾数据 D_2	0.461
			逻辑结构 C_2	0.282	逻辑结构 D_3	1.000
			平衡结构 C_3	0.258	数据分类标准 D_4	0.328
					各类数据比例 D_5	0.672
			采样原则 C_4	0.317	采样方式 D_6	0.409
					样本大小 D_7	0.591
	数据库实现 B_2	0.317	存储结构 C_5	0.108	存储结构 D_8	1.000
			数据采集程序 C_6	0.205	元数据管理 D_9	0.310
					数据管理 D_{10}	0.690
			数据库管理程序 C_7	0.328	数据安全性 D_{11}	0.420
					数据完整性 D_{12}	0.580
			数据库检索程序 C_8	0.369	查全率 D_{13}	0.225
					查准率 D_{14}	0.317
					功能完备性 D_{15}	0.458
	数据库标注 B_3	0.170	加工规范 C_9	0.332	通用性 D_{16}	0.418
					可操作性 D_{17}	0.582
			加工结果 C_{10}	0.208	准确性 D_{18}	0.622
					一致性 D_{19}	0.378
			加工程序 C_{11}	0.460	正确率 D_{20}	0.572
					速度 D_{21}	0.428
	数据库维护 B_4	0.176	可维护性 C_{12}	0.338	平衡比例 D_{22}	0.103
					数据更新 D_{23}	0.214
					逻辑结构 D_{24}	0.312
					存储结构 D_{25}	0.228
					重新标注 D_{26}	0.143
			维护程序 C_{13}	0.662	功能完备性 D_{27}	0.138
					数据安全性 D_{28}	0.229
					数据完整性 D_{29}	0.633

4.3.2 评价对象因素的确定

根据表4.4中建立的小型数据库可用性测评指标体系,可维护性的测评指标有5种,分别为平衡比例、数据更新、逻辑结构、存储结构和重新标注,则该小型数据库的可用性因素集为 $U = \{u_1, u_2, u_3, u_4, u_5\}$,将各指标分为5个等级,于是得出可维护性的各影响因素等级(表4.5)、各因素等级的隶属度(表4.6)。

表4.5　小型数据库可维护性各影响因素等级

影响因素	可用性等级
平衡比例 u_1	V
数据更新 u_2	III
逻辑结构 u_3	I
存储结构 u_4	II
重新标注 u_5	IV

表4.6　各因素等级的隶属度

因素等级	隶属度向量
I	(1.0000, 0.5000, 0.2500, 0.1250, 0.0000)
II	(0.5000, 1.0000, 0.5000, 0.2500, 0.1250)
III	(0.2500, 0.5000, 1.0000, 0.5000, 0.2500)
IV	(0.1250, 0.2500, 0.5000, 1.0000, 0.5000)
V	(0.0000, 0.1250, 0.2500, 0.5000, 1.0000)

在一致性原则的基础上,采用归一化,得到因素等级隶属度矩阵 R 如下。

$$R = \begin{bmatrix} 0.5333 & 0.2667 & 0.1333 & 0.0667 & 0.0000 \\ 0.2105 & 0.4211 & 0.2105 & 0.1053 & 0.0526 \\ 0.1000 & 0.2000 & 0.4000 & 0.2000 & 0.1000 \\ 0.0526 & 0.1053 & 0.2105 & 0.4211 & 0.2105 \\ 0.0000 & 0.0667 & 0.1333 & 0.2667 & 0.5333 \end{bmatrix}$$

4.3.3 确定评语集

建立小型数据库测评的评语集:根据小型数据库指标体系的特征,在前人制定评语集的经验基础上,定义评语集为 $V=($ 很小,较小,中等,较大,很大$)=($ Ⅰ,Ⅱ,Ⅲ,Ⅳ,Ⅴ$)$。

4.3.4　指标权重的确定

(1) Delphi 调查:采用 Delphi 法征集 15 名专家的意见,以三标度为准,将表 4.5 中的准则层的 5 个方面(平衡比例、数据更新、逻辑结构、存储结构和重新标注)重要程度进行相互比较,对各指标的重要程度进行相互比较。

设二级指标可维护性的 5 个三级两两比较后得到的判断矩阵为:

$$C_{12}=\begin{bmatrix}1&0&2&0&2\\2&1&2&0&1\\0&0&1&1&2\\2&2&1&1&0\\0&1&0&2&1\end{bmatrix}$$

由式(5)、式(6)及式(7),结合表 4.5,经计算上述判断矩阵的最大特征根 $\lambda_{\max}=7.6684$,一致性指标 $CI=0.1114$。从一致性检测判别式可得 $CR=0.083<0.1$,即该两两因素的判断表可通过一致性检验,上面的计算有效。

(2) 二级指标可维护性下的 5 个三级指标的指标权重:依据前面给出的算法的步骤,处理和计算判断矩阵 C_{12} 的权重。

$$W_{C_{12}}=\begin{bmatrix}0.103\\0.214\\0.312\\0.228\\0.143\end{bmatrix}$$

由式(4)可知,三级指标中对于大规模数据库可用性测评的影响权重分别是 0.103、0.214、0.312、0.228 和 0.143,向量形式为 $W_{B_{12}}=[0.103\quad0.214\quad0.312\quad0.228\quad0.143]^{T}$,这说明逻辑结构对于大规模数据库测评的影响最大,其次是存储结构和数据更新,最后是重新标注和平衡比例。

据此,对三级指标相对的目标层的影响权重进行计算,可得到如下的向量。

$$W_{C_1}=[0.539\quad0.461]^{T}$$
$$W_{C_2}=1$$
$$W_{C_3}=[0.328\quad0.672]^{T}$$
$$W_{C_4}=[0.409\quad0.591]^{T}$$
$$W_{C_5}=1$$
$$W_{C_6}=[0.310\quad0.690]^{T}$$
$$W_{C_7}=[0.420\quad0.580]^{T}$$

$$W_{C_8} = \begin{bmatrix} 0.225 & 0.317 & 0.458 \end{bmatrix}^T$$

$$W_{C_9} = \begin{bmatrix} 0.418 & 0.582 \end{bmatrix}^T$$

$$W_{C_{10}} = \begin{bmatrix} 0.622 & 0.378 \end{bmatrix}^T$$

$$W_{C_{11}} = \begin{bmatrix} 0.572 & 0.428 \end{bmatrix}^T$$

$$W_{C_{13}} = \begin{bmatrix} 0.138 & 0.229 & 0.633 \end{bmatrix}^T$$

同理,可计算出二级指标和一级指标的权重向量。

$$W_{B_1} = \begin{bmatrix} 0.143 & 0.282 & 0.258 & 0.317 \end{bmatrix}^T$$

$$W_{B_2} = \begin{bmatrix} 0.108 & 0.205 & 0.328 & 0.369 \end{bmatrix}^T$$

$$W_{B_3} = \begin{bmatrix} 0.332 & 0.208 & 0.460 \end{bmatrix}^T$$

$$W_{B_4} = \begin{bmatrix} 0.338 & 0.662 \end{bmatrix}^T$$

$$W_A = \begin{bmatrix} 0.337 & 0.317 & 0.170 & 0.176 \end{bmatrix}^T$$

4.3.5　三级模糊综合评价

以二级指标可维护性下的 5 个三级指标为例进行三级模糊综合评价,计算结果如下。

$$B_4 = W_{C_{12}}^T \cdot R = \begin{bmatrix} 0.103 \\ 0.214 \\ 0.312 \\ 0.228 \\ 0.143 \end{bmatrix}^T \cdot \begin{bmatrix} 0.0000 & 0.0667 & 0.1333 & 0.2667 & 0.5333 \\ 0.1000 & 0.2000 & 0.3000 & 0.2000 & 0.1000 \\ 0.5333 & 0.2667 & 0.1333 & 0.0667 & 0.0000 \\ 0.2105 & 0.4211 & 0.2105 & 0.1053 & 0.0526 \\ 0.0526 & 0.1053 & 0.2105 & 0.4211 & 0.2105 \end{bmatrix} = \begin{bmatrix} 0.289 \\ 0.244 \\ 0.195 \\ 0.158 \\ 0.114 \end{bmatrix}^T$$

同理,可算出剩余三级指标的模糊综合评价的结果。

$$B_1 = W_{C_1}^T \cdot R = \begin{bmatrix} 0.539 \\ 0.461 \end{bmatrix}^T \cdot \begin{bmatrix} 0.1000 & 0.2000 & 0.4000 & 0.2000 & 0.1000 \\ 0.0526 & 0.1053 & 0.2105 & 0.4211 & 0.2105 \end{bmatrix} = \begin{bmatrix} 0.078 \\ 0.156 \\ 0.313 \\ 0.302 \\ 0.151 \end{bmatrix}^T$$

$$B_1 = W_{C_2}^T \cdot R = \begin{bmatrix} 1 \end{bmatrix}^T \cdot \begin{bmatrix} 0.0526 & 0.1053 & 0.2105 & 0.4211 & 0.2105 \end{bmatrix} = \begin{bmatrix} 0.0526 \\ 0.1053 \\ 0.2105 \\ 0.4211 \\ 0.2105 \end{bmatrix}^T$$

$$B_1 = W_{C_3}^T \cdot R = \begin{bmatrix} 0.328 \\ 0.672 \end{bmatrix}^T \cdot \begin{bmatrix} 0.1000 & 0.2000 & 0.4000 & 0.2000 & 0.1000 \\ 0.0526 & 0.1053 & 0.2105 & 0.4211 & 0.2105 \end{bmatrix} = \begin{bmatrix} 0.068 \\ 0.136 \\ 0.273 \\ 0.349 \\ 0.174 \end{bmatrix}^T$$

$$B_1 = W_{C_4}^T \cdot R = \begin{bmatrix} 0.409 \\ 0.591 \end{bmatrix}^T \cdot \begin{bmatrix} 0.1000 & 0.2000 & 0.4000 & 0.2000 & 0.1000 \\ 0.0526 & 0.1053 & 0.2105 & 0.4211 & 0.2105 \end{bmatrix} = \begin{bmatrix} 0.072 \\ 0.144 \\ 0.288 \\ 0.331 \\ 0.165 \end{bmatrix}^T$$

$$B_2 = W_{C_5}^T \cdot R = \begin{bmatrix} 1 \end{bmatrix}^T \cdot \begin{bmatrix} 0.1000 & 0.2000 & 0.4000 & 0.2000 & 0.1000 \end{bmatrix} = \begin{bmatrix} 0.1000 \\ 0.2000 \\ 0.4000 \\ 0.2000 \\ 0.1000 \end{bmatrix}^T$$

$$B_2 = W_{C_6}^T \cdot R = \begin{bmatrix} 0.310 \\ 0.690 \end{bmatrix}^T \cdot \begin{bmatrix} 0.5333 & 0.2667 & 0.1333 & 0.0667 & 0.0000 \\ 0.1000 & 0.2000 & 0.4000 & 0.2000 & 0.1000 \end{bmatrix} = \begin{bmatrix} 0.234 \\ 0.221 \\ 0.317 \\ 0.159 \\ 0.069 \end{bmatrix}^T$$

$$B_2 = W_{C_7}^T \cdot R = \begin{bmatrix} 0.420 \\ 0.580 \end{bmatrix}^T \cdot \begin{bmatrix} 0.2105 & 0.4211 & 0.2105 & 0.1053 & 0.0526 \\ 0.0526 & 0.1053 & 0.2105 & 0.4211 & 0.2105 \end{bmatrix} = \begin{bmatrix} 0.119 \\ 0.238 \\ 0.211 \\ 0.288 \\ 0.144 \end{bmatrix}^T$$

$$B_2 = W_{C_8}^T \cdot R = \begin{bmatrix} 0.225 \\ 0.317 \\ 0.458 \end{bmatrix}^T \cdot \begin{bmatrix} 0.2105 & 0.4211 & 0.2105 & 0.1053 & 0.0526 \\ 0.0526 & 0.1053 & 0.2105 & 0.4211 & 0.2105 \\ 0.5333 & 0.2667 & 0.1333 & 0.0667 & 0.0000 \end{bmatrix} = \begin{bmatrix} 0.308 \\ 0.250 \\ 0.175 \\ 0.188 \\ 0.079 \end{bmatrix}^T$$

$$B_3 = W_{C_9}^T \cdot R = \begin{bmatrix} 0.418 \\ 0.582 \end{bmatrix}^T \cdot \begin{bmatrix} 0.2105 & 0.4211 & 0.2105 & 0.1053 & 0.0526 \\ 0.1000 & 0.2000 & 0.4000 & 0.2000 & 0.1000 \end{bmatrix} = \begin{bmatrix} 0.146 \\ 0.292 \\ 0.321 \\ 0.160 \\ 0.080 \end{bmatrix}^T$$

$$B_3 = W_{C_{10}}^T \cdot R = \begin{bmatrix} 0.622 \\ 0.378 \end{bmatrix}^T \cdot \begin{bmatrix} 0.2105 & 0.4211 & 0.2105 & 0.1053 & 0.0526 \\ 0.1000 & 0.2000 & 0.4000 & 0.2000 & 0.1000 \end{bmatrix} = \begin{bmatrix} 0.169 \\ 0.338 \\ 0.282 \\ 0.141 \\ 0.071 \end{bmatrix}^T$$

$$B_3 = W_{C_{11}}^T \cdot R = \begin{bmatrix} 0.572 \\ 0.428 \end{bmatrix}^T \cdot \begin{bmatrix} 0.2105 & 0.4211 & 0.2105 & 0.1053 & 0.0526 \\ 0.5333 & 0.2667 & 0.1333 & 0.0667 & 0.0000 \end{bmatrix} = \begin{bmatrix} 0.349 \\ 0.355 \\ 0.177 \\ 0.089 \\ 0.030 \end{bmatrix}^T$$

$$B_4 = W_{C_{13}}^T \cdot R = \begin{bmatrix} 0.138 \\ 0.229 \\ 0.633 \end{bmatrix}^T \cdot \begin{bmatrix} 0.1000 & 0.2000 & 0.4000 & 0.2000 & 0.1000 \\ 0.2105 & 0.4211 & 0.2105 & 0.1053 & 0.0526 \\ 0.5333 & 0.2667 & 0.1333 & 0.0667 & 0.0000 \end{bmatrix} = \begin{bmatrix} 0.400 \\ 0.293 \\ 0.188 \\ 0.094 \\ 0.026 \end{bmatrix}^T$$

4.3.6　二级模糊综合评价

依据三级模糊综合评价结果来计算二级模糊综合评价,得出如下结果。

$$A' = W_B^T \cdot B_1 = \begin{bmatrix} 0.143 \\ 0.282 \\ 0.258 \\ 0.317 \end{bmatrix}^T \cdot \begin{bmatrix} 0.078 & 0.156 & 0.313 & 0.302 & 0.151 \\ 0.0526 & 0.1053 & 0.2105 & 0.4211 & 0.2105 \\ 0.068 & 0.136 & 0.273 & 0.349 & 0.174 \\ 0.072 & 0.144 & 0.288 & 0.331 & 0.165 \end{bmatrix} = \begin{bmatrix} 0.071 \\ 0.133 \\ 0.261 \\ 0.357 \\ 0.178 \end{bmatrix}^T$$

$$A' = W_B^T \cdot B_2 = \begin{bmatrix} 0.108 \\ 0.205 \\ 0.328 \\ 0.369 \end{bmatrix}^T \cdot \begin{bmatrix} 0.1 & 0.2 & 0.4 & 0.2 & 0.1 \\ 0.234 & 0.221 & 0.317 & 0.159 & 0.069 \\ 0.119 & 0.238 & 0.211 & 0.288 & 0.144 \\ 0.308 & 0.250 & 0.175 & 0.188 & 0.079 \end{bmatrix} = \begin{bmatrix} 0.200 \\ 0.237 \\ 0.251 \\ 0.211 \\ 0.101 \end{bmatrix}^T$$

$$A' = W_B^T \cdot B_3 = \begin{bmatrix} 0.332 \\ 0.208 \\ 0.460 \end{bmatrix}^T \cdot \begin{bmatrix} 0.146 & 0.292 & 0.321 & 0.160 & 0.08 \\ 0.169 & 0.338 & 0.282 & 0.141 & 0.071 \\ 0.349 & 0.355 & 0.177 & 0.089 & 0.030 \end{bmatrix} = \begin{bmatrix} 0.210 \\ 0.294 \\ 0.318 \\ 0.123 \\ 0.055 \end{bmatrix}^T$$

$$A' = W_{C_{13}}^T \cdot B_4 = \begin{bmatrix} 0.338 \\ 0.662 \end{bmatrix}^T \cdot \begin{bmatrix} 0.289 & 0.244 & 0.195 & 0.158 & 0.114 \\ 0.400 & 0.293 & 0.188 & 0.094 & 0.026 \end{bmatrix} = \begin{bmatrix} 0.362 \\ 0.276 \\ 0.190 \\ 0.116 \\ 0.056 \end{bmatrix}^T$$

4.3.7　一级模糊综合评价

依据二级模糊综合评价的计算,结合表 4.4 中确定的一级指标权重,经计算可得一级模糊综合评价结果。

$$A = W_A^T \cdot A' = \begin{bmatrix} 0.337 \\ 0.317 \\ 0.170 \\ 0.176 \end{bmatrix}^T \cdot \begin{bmatrix} 0.071 & 0.133 & 0.261 & 0.357 & 0.178 \\ 0.200 & 0.237 & 0.251 & 0.211 & 0.101 \\ 0.210 & 0.294 & 0.318 & 0.123 & 0.055 \\ 0.362 & 0.276 & 0.190 & 0.116 & 0.056 \end{bmatrix} = \begin{bmatrix} 0.197 \\ 0.219 \\ 0.233 \\ 0.229 \\ 0.122 \end{bmatrix}^T$$

根据最大隶属度原则:可知小型数据库的可用性等级为一般,因此需要对该小型数据库进行进一步的修改和完善。

4.4　本章小结

(1)分析了小型数据库的生命周期,构建了相应的指标体系测评其可用性,针对 AHP 的不足,提出了 AHP 的改进方法,确定了小型数据库测评指标体系的权重,结合模糊综合评价模型,构建了基于改进 AHP 和三级模糊综合评价模型的小型数据库的测评模型。

(2)为了验证基于改进 AHP 和三级模糊综合评价模型的有效性,以课题组构建的小型数据库为实例进行分析。结果表明:该小型数据库的测评等级为中等,与实际情况相符合,需要进一步对该小型数据库进行完善。

第 5 章　中医病名术语数据库的应用

ICD-11-TM1 是传统医学临床医生、学者和分类专家共同开发的一种国际标准。标准化的传统医学分类可以使不同国家的临床文献纳入相同的标准,并让使用者提取可比较的数据,使传统医学的实践和发病率报告具有国际可比性。TM1 分为两个部分:传统医学疾病(disorder)与传统医学证候(pattern)。其中传统医学疾病共分为 6 个类目[脏腑系统疾病、其他身体系统疾病(皮肤类、妇产类、骨关节肌肉类、五官科类、脑病类)、气血津液病、精神情志病、外感病、儿科与青少年病],包含 148 种疾病。传统医学证候共分为 9 个类目(八纲证、外感证、气血津液证、脏腑证、经络证、六经证、三焦证、卫气营血证、四象医学病证),包含 196 种证候。以上每个分类都和西医内容一样,均有代码表示其他特指和未特指的情况。

本章以 ICD-11-TM1 的传统医学疾病部分里的与中医内科、眼耳鼻喉科疾病相关的病名为研究对象,进行一致率统计分析,并分类进行案例对比分析。标准选取国家中医药管理局发布的《中医药常用名词术语英译》,中医药学名词审定委员会发布的《中医药学名词》,WHO 发布的《WHO 西太平洋地区传统医学名词术语国际标准》,世界中医药学会联合会发布的《中医基本名词术语中英对照国际标准》中所有内科、眼耳鼻喉科疾病名及翻译词条,WHO 发布的 ICD-11-TM1(研究中依次简称为标准 1、标准 2、标准 3、标准 4、标准 5)。

5.1　中医病名术语一致率统计

5.1.1　纳入标准

本研究将 ICD-11-TM1 中传统医学疾病部分的脏腑系统疾病、骨关节和肌肉系统病类、眼耳鼻喉系统病类、脑系病类、气血津液病、精神情志病类、外感病里的有具体病名的术语纳入,作为研究词条,共 105 条。

5.1.2　排除标准

将 ICD-11-TM1 中传统医学疾病部分不是具体病名的词条排除,例如带有"其他特指的……""未特指的……"词条排除;将 ICD-11-TM1 中传统医学疾病部分皮肤黏膜系统病类、女性生殖系统(包括分娩)病类、儿童期与青少年期病类的术语排除;将 ICD-11-TM1 中传统医学证候部分的术语排除。

5.1.3　统计标准

基于建好的数据库,以数据库中 ICD-11-TM1 中符合纳入标准的 105 条病名词条为研究对象,以数据库中标准 1、标准 2、标准 3、标准 4 收录的词条为平行文本,对病名英译文进行一致率统计分析。

统计标准如下。

Ⅰ级:术语英译文完全一致(在标准 1、2、3、4 的 4 个标准中和标准 5 中齐备并统一)。

Ⅱ级:术语英译文基本一致(在标准 1、2、3、4 的 3 个标准中和标准 5 中有且一致)。

Ⅲ级:术语英译文部分一致(在标准 1、2、3、4 的 2 个标准中和标准 5 中有且一致)。

Ⅳ级:术语英译文不一致(在标准 1、2、3、4 的 1 个及以上标准中和标准 5 中有)。

Ⅴ级:术语英译文不存在(在标准 1、2、3、4 中不存在,只在标准 5 中存在)。

5.1.4　统计结果

将纳入的 105 条词条分别输入数据库中,统计结果如下。

Ⅰ级(术语英译文完全一致)一致率术语 15 条,占比 14%,分别是黄疸(jaundice disorder)、泄泻(diarrhea)、痢疾(dysentery disorder)、感冒(common cold disorder)、肺胀(lung distension disorder)、热淋(heat stranguria disorder)、风水(wind edema disorder)、阳痿(impotence disorder)、腰痛(lumbago disorder)、乳蛾(tonsillitis)、头痛(headache disorder)、痉痕(convulsion disorder)、虚劳(consumptive disorder)、百合病(lily disorder)和痴呆(dementia disorder)。

Ⅱ级(术语英译文基本一致)一致率术语 6 条,占比 6%,分别是鼓胀(tympanites disorder)、胆胀(gallbladder distension disorder)、便秘(constipation disorder)、咳嗽(cough disorder)、淋证(strangury disorders)和水肿(edema disorders)。

Ⅲ级(术语英译文部分一致)一致率术语 4 条,占比 4%,分别是心悸(palpitation disorder)、腹痛(abdominal pain disorder)、喘证(dyspnea disorder)和尿浊(turbid urine disorder)。

Ⅳ级(术语英译文不一致)一致率术语 65 条,占比 62%,分别是胁痛、肝著、肝痈、惊悸、怔忡、胸痹、真心痛、胃脘痛、嘈杂、食积、咳逆、哮病、悬饮、肺痿、结胸、石淋、肾著、尿崩、遗尿、癃闭、关格、肾水、疝气、早泄、遗精、阳强、不育、痹病、痛痹、行痹、着痹、痿证、高风内障、胞肿如桃、胞虚如球、混睛障、耳鸣、耳聋、暴聋、渐聋、鼻衄、鼻渊、喉喑、口僻、偏头风、头风、眩晕、健忘、中风、厥症、气瘿、消渴、郁证、不寐、多寐、外感病、时行感冒、霍乱、疟疾、蛊、流痰、温病、暑温、春温和湿温。

Ⅴ级(术语英译文不存在)一致率术语 15 条,占比 14%,分别是噎膈(dysphagia disorder)、胃胀(epigastric distension disorder)、肠痈(intestinal abscess disorder)、肺热病(lung heat disorder)、转筋(muscle spasm disorder)、麻木(numbness disorder)、五风内障(wind glaucoma disorder)、脑鸣(cerebral tinnitus disorder)、弄舌(frequent protrusion of tongue disorder)、中风先兆证(prodrome of wind stroke disorder)、中风后遗症(sequela of wind stroke disorder)、躁病(manic disorder)、脏躁(uneasiness disorder)、火病(repressed fire disorder)和劳瘵(fatigue consumption disorder)。

5.1.5　统计结果分析

Ⅰ级一致率术语 15 条,占比 14%;Ⅱ级一致率术语 6 条,占比 6%;Ⅲ级一致率术语 4 条,占比 4%;Ⅳ级一致率术语 65 条,占比 62%;Ⅴ级一致率术语 15 条,占比 14%;整体上分析,病名术语收纳的数量呈现增长趋势,5 部标准中中医病名术语译文存在一致性,但译文差异性仍旧很大。说明中医病名翻译仍需进一步研究讨论,最终实现规范化,促进中医术语的对外传播。

Ⅰ级、Ⅱ级、Ⅲ级一致率术语是术语英译文在 5 部标准的 3 部及以上标准中完全一致的术语,合起来占比 24%,说明这部分术语译文历经几部标准的筛选及专家的审定后,其准确性、可读性得到了学界一致的认可,按照术语翻译约定俗成原则,它们可用来作为标准术语供各方使用。

Ⅳ级一致率术语占比 62%,说明各部标准收录病名不一致。有些病名在某一标准中存在,但在另一部标准中不存在,说明各部术语标准在收录词条时,或者是收录标准不统一,或者是收录范围不够广泛,缺乏互相参考。另外病名英译文不一致是最明显的问题,统一中医药名词术语英译名的使用标准是中医药对外传播和国际标准化的首要前提,是中医药走向世界的一个重要环节。在中医药对外传播过程中,各个标准的制定不能各自为政,各自为政的后果会产生译名乱象,进而导致中医药国际化标准的实施和中医药的世界认同大打折扣。中医术语标准化工程还需各方协调统一,进一步努力去推进和完善。

Ⅴ级一致率术语占比 14%,说明 ICD-11 收录的病名范围在前 4 部标准收录的范围基础之上更加广泛,这是中医名词术语标准化工作的进步,说明中医药名词术语标准化工程在不断地进步和提高,我们要更加努力去推进和完善中医名词术语标准化工作,让更多的中医术语被国际标准收录,提升中医在世界医学体系的话语权。

5.2　中医病名命名特点

中医病名数量众多,粗看命名混乱,但经过深入研究分析,发现疾病的命名,多以疾病的病因、病机、主症、病因病机与主症相结合、症候和病机相结合、疾病病因、病机、主症与病位结合、疾病的某些症候特征等进行命名。在中医病名中,疾病和证型两者的界限不太明确,因此病和证的命名规则基本一致,究其命名特点,主要有以下 10 个方面。

5.2.1　以病因命名

这种命名方法往往通过病名即可提示该病的主要致病因素。根据导致疾病的主要因素,突出病因的致病特征,以便更好地把握疾病的变化和发展趋势。如暑温、春温、湿温等。

5.2.2　以病机命名

病机是疾病的病变性质及其预后转归趋势,贯穿于疾病过程始终,是决定疾病特定本质的关键,可单独命名,也常与其他因素结合命名。如痹病、虚劳等均为以病机为据命名。

5.2.3　以病因病机结合命名

这种命名方法把疾病的主要致病因素和疾病的病变性质、预后结合起来命名,如风厥。

5.2.4　以主症为据命名

对疾病的症状、病状、病形的描写,用于病名上,形象生动,对于病名含义的解读更加直观,易于掌握。如筋痿、肉痿,另外还有耳聋、耳鸣、善忘等。

5.2.5　以症候与病机结合命名

例如:煎厥。意为在人体烦劳过度时,阳气就会亢盛而外张,使阴精逐渐耗竭,如此多次重复,阳愈盛而阴愈亏,到夏季暑热之时,便易使人发生煎厥病,发作的时候眼睛昏蒙看不见东西,耳朵闭塞听不到声音,昏乱之势就像都城崩毁、急流奔泻一样不可收拾。

如薄厥。意为人的阳气,在大怒时就会上逆,血随气升而淤积于上,与身体其他部位阻隔不通,使人发生薄厥。若伤及诸筋,使筋弛纵不收,而不能随意运动。

5.2.6 以病因与病位结合命名

病因病位用于疾病命名,指通过病名就可看出疾病的基本致病因素和部位。一般来说,古人对病因的认识,外感以风寒为主,认为风为百病之长,故以风命名的病证尤多。如脑风、首风、目风等。

5.2.7 以主症与病位结合命名

指从病名可以看出疾病的主要症状及所涉及的主要病位。如肉痿、筋痿、脉痿、骨痿等,其病位分别在筋、脉、肉、骨,主症为痿弱无力。还有痛病类的胃脘痛、腰痛、头痛、心痛,皆属于此。

5.2.8 以病机与病位结合命名

这种命名是以核心病机与病变部位的结合命名。这种方法比病机命名更加具体。如骨痹、筋痹、脉痹、肌痹、皮痹。即根据风寒湿三气侵入人体的季节不同及五脏合五时、五体而命名,其中,五体为病位,痹指闭塞不通、气血凝滞的基本病机。此外,五脏痹、六腑痹的命名也为病机与病位结合。

5.2.9 以疾病的性质命名

如寒厥、热厥等。其中,寒厥、热厥即依据疾病性质命名。又如温虐、寒虐。即疟疾以其性质不同而有温疟、寒疟之别。还有,寒痹、热痹、寒中、热中均属此类。

5.2.10 以疾病的某些特征命名

疾病特征不是单纯的症状,而是按照意象思维的特点,突出对疾病的特点或固有特征的描述。如偏枯、奔豚、瘰疬、煎厥、薄厥、尸厥、仲秋痹、疝瘕、伏梁等,均以其固有特征命名。

5.3 中医病名的命名规律

通过对中医病名命名特点的研究,可以得出以下规律。

(1)病症、病位和病症结合是病名命名的重要参考:病位即病变部位,病症指疾病的症状。传统医学病名中,以病症为主命名的病名非常多,如"口喝、暴聋、耳鸣、耳聋、狂笑、善忘"等,涉及病位病症结合命名的概念亦非常多,如"头痛""肉痿""筋痿""脉癫"
"筋癫"等。

(2)以疾病的某些特征命名是病名命名的鲜明特色,如"偏枯""瘖痱""瘿疭""煎
厥""薄厥""肉苛""肉烁""解㑊"等。

(3)名简义深是病名命名的基本原则:疾病命名的用词非常简明确切,少则一字,一
般两三个字,表意准确而有深义,如"痹""厥""痉"等。

5.4　本章小结

本章基于建好的病名术语数据库,确定了本研究要具体研究的病名术语 105 条,通
过数据库窗体查询功能,将其与标准 1、标准 2、标准 3、标准 4 中的病名根据设置的一致
率统计标准进行了一致率统计分析。发现最有讨论研究价值的病名术语有 65 条,下一
章将对这些病名术语进行案例对比分析。另外,本章对中医病名命名特点进行了总结,
归纳出中医病名命名的一些规律,这些规律的发现,为后面进行病名翻译对比研究打下
了基础。

第 6 章　中医病名术语的翻译模式

　　本章将从译语话语权角度出发,通过案例分析,探索归纳中医病名术语的翻译规律和翻译模式。首先,阐述译语话语权的概念和作用。其次,在案例分析中通过文献分析考辨中医病名源流和含义演变,对比分析出最恰当译文。最后,归纳总结中医病名术语的翻译模式。

6.1　译语话语权

6.1.1　译语话语权的概念

　　话语权,仅从字面上理解,就是说话权、发言权,亦即说话和发言的资格和权力。这样的话语权往往同人们争取经济、政治、文化、社会地位和权益的话语表达密切相关。例如,对已有事态的解释权、对自我利益要求的申诉权、对违法违规的举报权、对欺骗压迫的抗议权、对政治主张的阐发权、对虚假事件的揭露权、对罪恶事实的控诉权、对错误观点的批判权等,都属于话语权。随着对话语功能和本质的认识越来越深化,人们对话语权作用的认识也越来越深化。

　　法国哲学家福柯 20 世纪 70 年代曾发表过一篇文章《话语的秩序》,他写道:"话语就是人们斗争的手段和目的。话语是权力,人通过话语赋予自己以权力。"应当说,福柯对话语功能和本质的认识又前进了一步,他认为话语不仅仅是思维符号,是交际工具,而且既是"手段",也是"目的",并能直接体现为"权力"[50]。显然,福柯的观点比较接近今天我们对"话语权"功能和本质的认识。

　　法国思想家皮埃尔·布迪厄也认为:"通过言语能构成既定现状的权力,是一种使人承认并相信的权力,这种权力几乎可以使人获得用武力或经济实力才可以获得的东西[51]。"

6.1.2　话语权事例

　　政治历史上,第二次世界大战以后,东西方争夺话语权的斗争集中表现为争夺意识形态主导权的斗争。对此,西方政要历来重视有加,并凭着强势地位的话语权,打压或颠覆社会主义国家和发展中国家的政权。西方"和平演变"战略的策划者们就深谙此道,他们为了颠覆社会主义国家,建立了许多超大功率的发射台,利用多种语言对社会主义国家进行不间断的广播,宣传西方的价值观念、政治主张、生活方式,形成了强大的话语攻势。一个政权在失去话语权以后,便没有人替其说话,没有人为它辩护,必然失去舆论支持、失去民心。现代意义的"话语权"所强调的不仅仅是说话和发言的资格,而主要是指关系国家生死存亡的意识形态主导权。

医学历史上,从 1840 年鸦片战争之后,中国沦为半殖民地半封建国家,到 1949 年中华人民共和国的成立。一个世纪以来的中医和西医的争论,无论是从医学角度的中医学和西医学的较量,还是意识形态领域生死存亡之争,都体现了话语权的争夺。中医话语权的失落主要体现在文化翻译上,但是中国人对中医话语权的争取从未停歇[52]。

话语权力是隐形的,没有谁能占有它,但却能作用于每个人,包括表面上掌握这种权力的人,它受限于某种话语结构,受限于当下的环境。话语权力的主要表现是通过语言表述来达到认知方式、生活理念、价值取向和规范的建构,这种建构和政治制度法律意义上的直接建构一样,其目标就是自我认同与他者认同的统一。传教士把新学引入中国的最初阶段,并没有引起太大的中西医之争,当时的传教士和一些接触西医的国人的著作浅显地比较了中西医学的差异,虽然对中医学治疗体系产生了冲击,但不是深层次的冲突。为了培养更多的话语主体,西医采用开设医学教育、鼓励留学等方法,培养了一批西医医学精英,真正意义上的中西医之争,正是由这些受科学主义思潮影响的西医学精英发起。在科学主义思潮带来的科学语境里,中医的合理性屡遭质疑;在政治意识形态领域,中医存在的合法性备受争议。中医在为自己的生存寻找合理依据时,努力借助另一种话语体系来证明自己的合法性,力图在这种话语体系下获得中西医共通的对话力。无论是学理层面的探讨,还是政治角度的争斗,话语权争夺的背后,是中医自我认同与力求得到西医和其他人即他者认同的统一。

6.1.3　译语话语权的作用

翻译话语是指作者表达的任何有关翻译的观念、想法和理论化的文本,具体涉及翻译操作模式、动因研究、原则与方法、翻译的哲理、知识论、本体论和阐释学,同时它强调权力和知识之间不可分割的关系。

西医借助翻译在中国取得话语权。宣传一个新的医学体系,著作引译和刊物介绍是向本土引介新学说的有力方法,这也是西医争夺话语权的第一步。著作翻译意味着把外来词引进中国,而在翻译过程中本国译者也会下意识地用中国方式来解释这些外来语。为获得国人理解,西医采用了中医的相关语言来表达自己。例如合信在《全体新论》的例言中称:此书名目甚多,其为中土所无者,间作以新名,务取名实相符。如"管"字与"筋"

字,所谓"脑气筋"者,其义有二,一取其源于脑,二取其主司动作思维。"血脉管"或称"养血管",本属一管,以"血管"总称其意。合信"借用"了很多中医术语,同时又对这些术语按西医解剖的特点加以仔细界定,使之成为西医术语[53]。在这个过程中,中国译者为西医著作翻译工作及相关医疗工作培育了生长的土壤。有人认为就中医而言,疾病并不意味着疾病本身,疾病在人们的生活中被追加了纷繁复杂的隐喻意义。这样,患者不仅要承受疾病本身的痛苦,而且要承受附着于疾病之上的隐喻意义的重压。中医的名言隽语、隐喻例证、暗示多义,形成一种伪装了的话语霸权[54]。这是从患者角度提出的话语霸权,认为中医理论的隐喻不利于患者理解疾病。中医理论的神秘性,使得唯有用科学化进行"祛魅"才能获得认可,这不得不说是某种对话力的失落。冯珠娣等人从文化人类学的角度提出对中医话语权力失落的论据,他们认为主要体现在文化翻译上。例如中医的"神"常被译为英语的"spirit"(神灵),由于"spirit"是一个基督教的特有名词,容易使中医被看成类似于一种宗教,而降低中医的科学性;在翻译过程中的权力差别也值得我们注意,阿萨德指出不同的语言、文化(包括医学)体系在现实世界中从来不是绝对平等的。由于政治经济的不平等,欧美文化在世界上显得过于强大,比如中医"藏象"概念的英文翻译,如果以西医解剖意义上的"脏腑"代替,就会显得中医的科学性不够。当西医已经取得支持、立足中华时,随着科学精神的高扬、进化论的广泛传播,话语权逐渐地掌握在现代科学派手中。

中医借助翻译在世界取得中医话语权。中国翻译话语之所以被称为"中国的"主要因为滋养源和工具性两方面的原因,即中国翻译话语必须吸收中国的文化养分,解决本土出现的翻译问题。中国文化内容的翻译作品必须体现和浓缩中国文化的价值观[55]。因此,我们应该提倡中国历史上最本质、最好、最精华的部分"走出去"。我们应该在深入全面研究和全面把握中国思想、文化和文学的基础上做出选择。形成主流文化体系,形成中国文化价值观的合力,宣示自己的话语权。这也突出了中医术语中翻译问题,例如:"风火眼"即"急性结膜炎"译为 acute conjunctivitis,还是译为 wind –fire eye? 最初,西方学者魏迺杰提出 wind–fire eye,遭到很多人质疑,但正是这种直译的方法,能更好地保留中医的语言信息,体现中医的思维方式,维护中医的话语权[56]。音译的方法可以体现译语话语的自由表达权。译者如何选择利于自我意图和自我意识自由表达的权力:过度音译影响对外传播目标表的实现,适度音译,对中医特有的语言、文化适度采用音译,不仅可以保护自己的话语自由权,还可以使中医内容得到原汁原味的传播。例如:在 2007 年WHO 颁布的《WHO 西太平洋地区传统医学名词术语国际标准》里,其中一个翻译原则就是避免使用拼音。这体现出日本、韩国等国的中医"去中国化"的目的。这个标准中,"三焦"被翻译为 triple energizer,而没有采用我国提出的音译 Sanjiao;十二经脉的翻译也被分别简化翻译为"脏器+经脉",十二经脉中的"手足"和"阴阳"的翻译均被删除,其蕴含的文化元素消失殆尽。从语言国情学的基本理论出发,利用本国文字及称谓来表述本国事物和主权的做法是国际惯例。由此,对于中医独有概念的术语,我们应该坚持采用音译的方法,音译的方法不只是直接采用汉语拼音,还可以基于英语发音规律,创造音译新词,这样既保留了中医的话语,有利于西方读者阅读和接受,同时捍卫了中国的话语权和中医药的宗主国地位[57]。

6.1.4　译语话语权的译者主体性

译语话语权是译者在翻译过程中将有符号组成的话语进行语义和文化传递的结果,其目的是实现原语的话语意图。根据米歇尔·福柯的话语权理论[58],"话语并不是简单地根据某种语法规则将词汇和句子进行组合,更为重要的是话语中所蕴含着的极为复杂的权利关系""权利寓于话语语言,即一个社会群体根据某种言说规范将其自我意义传于他者,为他者认知和接受,从而树立其相应的社会地位,并为其他团体所认识的过程"。"言语所表达的不仅是语言层面的内涵或意义,更包括该言语对目标受众的一种潜在影响力。因此译语话语权强调的是将原语转化成译语之后,对译语受众的影响力"。

(1)译语话语权的再现:随着国与国之间对话与交流的增多,各国对能够在国际舞台上拥有发言权的意识逐渐强烈起来,强调发出自己的声音,因此在翻译活动中,原作的翻译也不再是简单的语义的传达与文化的传递,而是需要再现自身语言与文化在译语环境中的诉求,说到底就是原语话语权要再现于他者语言与文化中自身权力和文化。译语话语权并不仅仅局限于国家在国际舞台上的话语权,而是在一种语言到另一种语言的转换过程中,显示出原语的某种写作意图或翻译意图,但这种意图却并不能够完全在原语文本中得以体现,这种带有一定话语意图的翻译不再是"原语中心论"的实践,也不再是"被动"或"机械"地将原语语言转换成译语语言形式,因此需要译者的主动参与,帮助完成原语意图的实现。另外,在从"语言翻译"到"文化翻译"转向中,译者得到解放,地位和身份也得到极大的提高,译者也从隐身变为现身,使得译语话语权的实现成为可能,译者能主动参与译语话语权的实现需要。譬如,中医的病名"消渴",最初译者将其翻译为diabetes(糖尿病),但随着中西医的深入研究,发现消渴病与西医的糖尿病的症状有很多相似之处,可参考互用,但不可同等而语。就像中医的心翻译为 heart,但是内涵差别很大,这里面涉及中西医思维方式和理论体系的差异问题,是中医学习者需要另外学习的东西。目前 ICD-11 中将消渴病翻译为 wasting thirst disorder,更能直接体现中医病名的命名思维和病名含义,避免与西医病名的混淆,保留中医病名的话语权。这充分说明在译语环境中完成译语话语权的再现,需要以语言的考究为基础,在译者根据某种翻译目的参与翻译过程中达成,从而使一个国家在对外传播过程中总是有意识地将一些本国的因素(政治、经济、文化等)移植到目的国,再现译语话语权,实现在他语语言文化中译语话语的自身权力。因此,译语话语权的再现不仅要仰仗原语作者的写作意图,也要仰仗译者的翻译目的和具体的译语语言形式的构建。而在此过程中,无论是原作者写作意图的再现,还是翻译目的的实现,都需要译者的主动参与,帮助原语在译语语言环境中建立译语话语权。

(2)译语话语权的表达:译语话语权主要是关于译语在译语环境中对译语受众产生的影响力,即译者通过合适的译语表达方式最大限度地获得译语受众的接受和认可,谋取话语主动权,达到对外传播的根本目的。根据不同的翻译目的,译者需要参与译语话语权的表达,从而改变译语话语权的影响层面及影响力。譬如,为促进国家更好地融入世界的舞台,在文化传播过程中,译者应尽可能地贴近原语文化国家的语言风格,充分保留并凸显原语文化特色,实现译语话语权的表达。以富有中国传统文化特色的词汇英译为例,"阴阳(yin-yang)""推拿(tuina)""拔罐(cupping)"等,译者一般采用"音译""直译"或"音译加注释"等异化策略,实现译语话语权的表达。尽管这类热词的翻译并不完全符合英语的表达习惯和方式,但是却也逐渐地被英语受众接受和认可,甚至收录到《牛津英语词典》当中,为英语国家受众所用。这些内涵丰富且具有独特思想和诙谐语音的文化词的英译看似是在对译语文化实施语符暴力,然而却使译语更易获得话语权,并通过译语话语的表达将通俗且富含时代气息的中国新词汇移植到译语国家中,折射出中国在世界舞台上的话语影响力。因此,译语话语权力的实现不仅指原语语言转换成译语语言或译语话语形式,更涉及对原作者写作意图的理解和解读及对译语受众接受能力的思考。同时,译语话语权的表达并不是原语文化的语符的暴力植入,也不是选用译语语言中某个语义相似或相关的词汇进行代替,而是透过译者的加工或再创造,以一种平和的方式传播到译语语言之中。原语文化的传播并非简单的音译过程或简单地将原语文化符号硬生生地移植到译语体系当中,而是在译者充分考虑译语受众的"期待视野",即文化背景、兴趣、需求等因素之后呈现的翻译方式,因为只有被译语受众接受并认可的原语文化才算真正得到传播,才能在译语环境中建立起自己的话语领地,从而满足译者主体性的文化诉求,实现译语话语权的再现与表达。

6.2　译语话语权视角下的中医病名术语翻译

基于前文统计出的病名一致率结果,Ⅳ级一致率病名(65条)的英译文是最值得探讨和研究的对象,这部分词条英译文的差异大,译文对比研究可以为中医病名术语英译文的统一规范建言献策,为中医病名的英译文提供参考译文。下面内容将从译语话语权视角对Ⅳ级一致率病名(65条)术语的英译文进行探讨。

Ⅳ级一致率病名(65条)包括:胁痛;肝著;肝痈;惊悸;怔忡;胸痹;真心痛;胃脘痛;嘈杂;食积;咳逆;哮病;悬饮;肺痿;结胸;石淋;肾著;尿崩;遗尿;癃闭;关格;肾水;疝气;早泄;遗精;阳强;不育;痹病;痛痹;行痹;着痹;痿证;高风内障;胞肿如桃;胞虚如球;混

睛障;耳鸣;耳聋;暴聋;渐聋;鼻衄;鼻渊;喉喑;口僻;偏头风;头风;眩晕;健忘;中风;厥症;气瘿;消渴;郁证;不寐;多寐;外感病;时行感冒;霍乱;疟疾;蛊;流痰;温病;暑温;春温;湿温。

6.2.1　胁痛的英译文

从图 6.1 中可以看出,"胁痛"被 4 部标准收录,病名有两种,即胁痛病、胁痛。表明中医病名的命名也存在差异,中医病名的规范化亟待解决,因为中文病名的规范是中医病名译文规范化的前提。"胁"的本义是腋下肋骨所在的部分。胁处于人体的两侧,故称为两胁,是中医学里的解剖名词。《中医内科学》指出:"胁痛是以胁肋部疼痛为主要表现的一种肝胆病证。"胁,指侧胸部,为腋以下至第十二肋骨部位的统称。如《医宗金鉴·卷八十九》明确指出:"其两侧自腋而下,至肋骨之尽处,统名曰胁。"《医方考·胁痛门》又谓:"胁者,肝胆之区也。"且肝胆经脉布于两胁,故"胁"现代又指两侧下胸肋及肋缘部,肝、胆、胰所居之处。胁痛是肝胆疾病中常见之证,临床有许多病证都是依据胁痛来判断其为肝胆病或是与肝胆有关的疾病。本病证早在《黄帝内经》就有记载,并明确指出胁痛的发生主要是肝胆的病变。如《素问·热论》篇曰:"三日少阳受之,少阳主胆,其脉循胁络于耳,故胸胁痛而耳聋。"《素问·刺热论》篇曰:"肝热病者,小便先黄……胁满痛。"《灵枢·五邪》曰:"邪在肝,则两胁中痛。"其后,历代医家对胁痛病因的认识,在《黄帝内经》的基础上,逐步有了发展。《景岳全书·胁痛》将胁痛病因分为外感与内伤两大类,并提出以内伤为多见。《临证指南医案·胁痛》对胁痛之属久病入络者,善用辛香通络、甘缓补虚、辛泄祛瘀等法,立方遣药,颇为实用,对后世医家影响较大。《类证治裁·胁痛》在叶氏的基础上将胁痛分为肝郁、肝瘀、痰饮、食积、肝虚诸类,对胁痛的分类与辨证论治做出了一定的贡献。

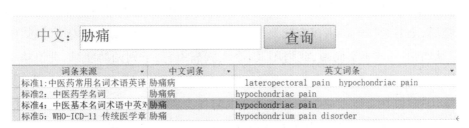

图 6.1　中医药名词术语数据库"胁痛"查询结果

从语言词义的对应上来分析,胁在解剖上与西医胁的含义具有完全对应性,因此在翻译时可借用西医术语词语,一是可以体现中医术语的科学性;二是可以便于读者很快地接受;三是潜移默化传播了中医话语。4 部标准都借用了西医词汇,但在选词方面存在差异,有 lateropectoral、hypochondriac、hypochondrium。其中 lateropectoral 一词属于中世纪英语词汇,pectoral 来源于拉丁语,词性为形容词,词义为胸的,lateral 有侧边的、侧部含义。组合到一起理解为胸的侧部,是胁的位置。Hypochondriac 作名词时的含义是疑病症患者;作形容词时的含义是患疑病症的、季肋部的;欧洲古代医学认为影响人精神的是在上腹部的位置,而对于找不出任何生理病症却依然怀疑且感到自己身体有问题的,就被描述为上腹部器官不协调,引申为疑病症的。Hypochondrium 词性是名词,解剖位置是指季肋区;医学疾病指疑病症。从医学含以上来看,hypochondriac 和 hypochondrium 除了有季肋部的含义外,还有疑病症的含义,该疾病属于精神情志方面的疾病。中医的胁痛病证,可与西医多种疾病相联系,如急性肝炎、慢性肝炎、肝硬化、肝寄生虫病、肝癌、急性胆囊炎、慢性胆囊炎、胆石症、慢性胰腺炎、胁肋外伤、肋间神经痛等。以上疾病若以胁痛为主要症状时皆可参考本病辨证论治。因此,为了避免中医胁痛在翻译成英文时,让读者只联想到疑病症,建议选择词义单一的词语来翻译胁痛。Lateropectoral 一词解剖含义范围与中医胁的含义范围更相似,都具有模糊性,且该词构词结构清晰易记。在上海科学技术出版社出版的《专业英语》第 3 版中,"宗气"一词的翻译为 pectoral qi,若胁痛翻译为 lateropectoral pain,可体现中医基础理论术语与中医病名术语的对应性和系统性,更有益于完整地展现中医话语。

6.2.2　肝著的英译文

从图 6.2 中可以看出,肝著病名被 3 部标准收录,中文病名是一致的。准确翻译中医术语的含义是传播中医的话语前提和基础,因此,肝著的翻译,首先要考查肝著在中医学里的准确含义。肝著或作肝着,最早见于张仲景《金匮要略·五脏风寒积聚病》第七条:"肝着,其人常欲蹈其胸上,先未苦时,但欲热饮。"本条述证简单,并指出治疗该病的方剂为旋覆花汤,全书论"肝着"者仅有此处。《证治准绳·杂病》记载:"肝着则常欲蹈其胸。经云:春脉如弦,其气不实而微,此谓不及,令人胸痛引背,下则两胁胀满,此肝虚而其脉证见于春如此也,宜补肝汤。"《临证指南医案·胁痛》指出:"肝着,胁中痛,劳怒致伤气血。"高学山在《高注金匮要略》中认为:"肝以阳气为贵……着者留滞之义。脏中阳虚,而阴寒之气不能融和舒畅……则胸中常有似板似紧之候。"唐容川《金匮要略浅注补正》中认为肝着"盖肝主血,肝着即是血黏着而不散也。"尤在泾《金匮要略心典》认为:"肝脏气血郁滞,着而不行,故名肝着。"李经纬《中医大辞典》解释为:"肝着,病证名。指胸痛时每欲蹈压,初起常喜饮热之症。多因邪气留着,脏腑气血滞而不畅,上逆于肺所致。"李振吉《中医药常用名词术语辞典》解释为:"肝着,疾病。又作肝著……以胸胁痞闷不舒,胀痛或刺痛为主症,此病多由肝经气血瘀滞,着而不行所致。"朱文峰《实用中医词典》指出:"肝着,古病名。因肝脏气血瘀滞,着而不行所致。症见胸胁痞闷不舒,胀痛,按捺捶击稍舒,喜热饮等,治宜行血散瘀,通阳活血,方用旋覆花汤。"综合古典医籍和中医辞典的记载,肝着的内涵可归纳为:肝着病位在胸胁,胸痛时每欲蹈压,初起常喜饮热之证,主要由肝脏受邪,疏泄失职而肝络郁滞所致,也可由肝虚、恼怒引起;病机要点在于肝气郁结,疏泄不利。

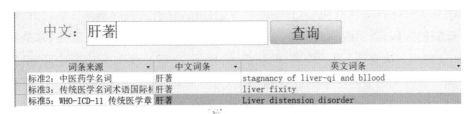

图6.2 肝着

3 个标准中对于肝着的翻译主要是 stagnancy of liver-qi and blood, liver fixty, liver distension disorder 3 种。查询在线临床医学知识库(eMedicine),多次出现 blood stagnation 和 circulatory stagnation;可见 stagnation 多用于表示血液、循环等出现停滞和障碍。《韦氏大词典》中 stagnant 指 not flowing in a current or stream,未专立"stagnancy"。*Etymology*(词源词典)中 stagnation 源出形容词 stagnant(1666 年),未收录 stagnancy。在 *Popular Medicine*(民间医学)中检索到西方民间医学有 organ stagnation(liver stagnation, etc.)的说法,所指的 liver stagnation 为一种肝脏疾病,症状与"肝着"有相似之处,而且还指出醋等食物可以治疗该病,这种说法与中医"酸入肝"的理论颇为相似。LIVESTRONG 健康网指出,liver stagnation 为肝脏的壅塞或功能受损(In Western terms, liver stagnation may refer to congestionor compromised function of the organ)。分析以上检索结果,初步认为与"肝着"最接近的译文为 stagnation,其他译文容易引起歧义。接下来考查 stagnation 的本义,该词在《韦氏大词典》中的解释为"the state or condition of being stagnant: absence or cessation of movement, growth, oractivity"。《柯林斯词典》中没有直接解释该词,而是从它的动词 stagnate 出发引出名词 stagnation;stagnate 被解释为"(of water etc.) standing still; without flow orcurrent",即(尤指水)停滞,没有流动。陆谷孙主编的《英汉大词典》中对 stagnation 的解释为"不流动,呆滞"。综合上述三部辞典,可以将 stagnation 的本义理解为停滞、无流动。这与肝着的病机"凝滞"比较接近。

Fixation 意为"固定术",容易引起歧义,故不取;英文词典不收录或未专立 stagnancy 词条,而且相对 stagnation 而言,stagnancy 更抽象,故不取。Distension 意为膨胀、肿胀、扩张的含义,与肝着的病机不符。结合"肝着"的中医内涵采用形式等效翻译,参考 stagnation 的本义,以及在 *Popular Medicine*、LIVESTRONG 中检索到西方民间医学有 liver stagnation 的说法,故将"肝着"的英译名确定为 liver stagnation。以此类推,中医术语中出现表示瘀滞、疏泄失常等类似含义的情况,也可以根据实际情况采用 stagnation 来翻译,例如:肝气郁结 stagnation of liver qi;血分瘀热 heat stagnation in blood phase;消食化滞 resolving food stagnation 等。

3.2.3 肝痈的英译文

从图6.3可以看出,"肝痈"只在两部标准中存在,且病名翻译基本一致。肝痈,是脓疡生于肝脏的疾病,属于内痈的一种,临床以右胁肋部作痛、受不可按、发热、寒战等为主要表现。《素问·大奇论》说:"肝雍,两胠满,卧则惊,不得小便",其中所论肝雍,即后世所称肝痈。肝痈相当于西医学的肝脓肿,如细菌性肝脓肿、阿米巴肝脓肿等。肝痈的发生,与郁怒动气、肝火内生、感受外邪、邪入肝络、饮食不节、嗜食甘肥等因素有关。如《辩证录·肝痈》说:"然而肝痈不止恼怒能生,而忧郁亦未尝不能生痈也。"《马培之医案·肝痈》亦言:"小儿之生,乃因痰热入于肝络,先咳嗽而后胁肋肿胀。"此外,由于用力过度,闪挫跌仆,络伤血瘀;或因外伤后,肌腠不固,复感邪毒,均可形成肝痈。初起有右侧胁肋隐痛,并逐渐加剧,甚至不能向右侧卧,影响呼吸。起病急慢不定,常有恶寒发热等全身症状;如因痰火而成的则起病较缓,大多无全身症状,脉弦滑;由瘀血而成的,则疼痛较甚,无寒热,脉多弦涩。以后肝脏逐渐肿大,腹满挛急,患者明显消瘦,最后肝脏局部化脓而变软,如不及时治疗,则脓肿溃破,脓呈咖啡色而带臭秽,或并发咳吐脓血,或并发剧烈腹痛,下痢脓血及虚脱等证,都是病重的表现。本病类于现代医学的肝脓疡。

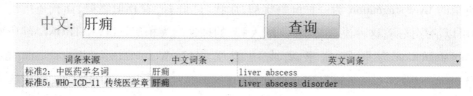

中文:	肝痈	查询	

词条来源	中文词条	英文词条
标准2:中医药学名词	肝痈	liver abscess
标准5:WHO-ICD-11 传统医学章	肝痈	Liver abscess disorder

图6.3 肝痈

目前,关于"痈"的译文有 carbuncle 和 abscess,carbuncle,在《牛津英语词典》里解释为"a large painful swelling under the skin",可理解为皮肤下的大片肿痛;abscess 在《牛津英语词典》里解释为"a swollen and infected area on your skin or in your body,full of a thick yellowish liquid(called pus)",可理解为皮肤或体内肿胀感染部位,有黄色黏稠脓液。据此,abscess 一词更接近中医痈的含义,皮肤和体内都可出现,肝痈翻译为 liver abscess,据此类推,肺痈可翻译为 lung abscess,心痈可翻译为 heart abscess,脾痈可翻译为 spleen abscess,肾痈可翻译为 kidney abscess,中医术语里出现痈的术语都可按此来翻译,这种方法的优势在于可以形成中医译语话语体系,提升中医译语话语权。

6.2.4 惊悸的英译文

从图6.4可以看出,"惊悸"被4部标准收录,中文病名基本一致。惊,《说文》曰:"马骇也”,《玉篇》曰:“骇也”,有“动也”之义,见《文选杨雄赋》“军惊师骇”;亦有“乱貌”之谓,《吕览慎大》曰:“其生如惊”,即此义。《素问·举痛论》曰:“惊则心无所依,神无所归,虑无所定,故气乱矣。”谢观编《中国医学大词典》释:“惊,触而心动也……此证因卒闻巨声,或目击异物,或遇险临危,致心惕惕然而惊。”故惊者是因偶遇异物或乍响,有所骇而心中跳动不宁,难以自已。悸,《说文》曰:“心动也”。清吴澄《不居集》云:“悸者心中惕惕然跳,筑筑然动,不能自安,如人捕获之状,本无所恐,而心自不宁。”惕,畏惧,疾速之义;惕然,惶恐貌;筑,古之弦乐器,形似筝,演奏时,左手按弦之一端,右手执竹尺击弦发音。或言筑,脉动疾速貌。故惕惕然跳,筑筑然动,是言心搏亢进,咚咚作响,或心跳急速,或节律失常而使人恐惧,不能自安。人之心动无觉,自觉心动异常是为悸,其异常者,或为节律异常,或为心搏亢进,而感觉难受。以“惊悸病”冠名篇首者始见于《金匮要略·惊悸吐衄下血胸满瘀血病脉证治第十六》,惊悸病名分为三类,外有风寒、火热之邪,内有气血、阴阳俱损,阳郁饮停,更有大惊卒恐,情志所伤;治法则治悸求本,不唯见悸治悸,即“诸病在脏,欲攻之,当随其所得而攻之。”

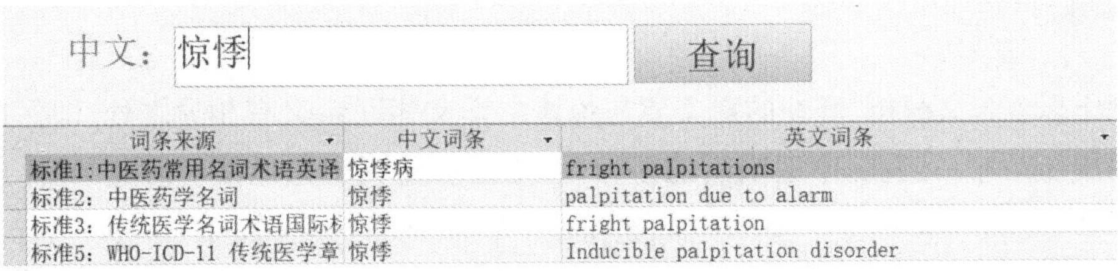

词条来源	中文词条	英文词条
标准1:中医药常用名词术语英译	惊悸病	fright palpitations
标准2：中医药学名词	惊悸	palpitation due to alarm
标准3：传统医学名词术语国际	惊悸	fright palpitation
标准5：WHO-ICD-11 传统医学章	惊悸	Inducible palpitation disorder

图 6.4　惊悸

“惊悸”英译文存在 3 个不同译文,分别是“fright palpitations”“palpitation due to alarm”“inducible palpitation disorder”。3 个译文中都出现了 palpitation 一词,palpitation 在《新牛津英语词典》中解释为“palpitations, a noticeably rapid, strong, or irregular heartbeat due to agitation, exertion, or illness”,意思是“由激动、劳累或疾病引起的明显快速、强烈或不规则的心跳”,该词的本身的含义已经包括了“惊悸”的症状和病因,前面再加 inducible 一词,词义有重复的地方;若单独翻译为 palpitation,体现不出中医病名的话语特点,“fright palpitations”和“palpitation due to alarm”采用直译法可以体现惊悸的中医病名话语特点,考虑到名词术语简洁性原则,“fright palpitations”更能简洁明了地体现中医病名的命名话语特点。

6.2.5　怔忡的英译文

从图 6.5 可以看出,“怔忡”同时被 5 部标准收录,中文病名基本一致。病名英译文存在 3 种译文,分别是“fearful throbbing”“severe palpitation”“spontaneous palpitation disorder”。惊悸和怔忡都与西医的心律失常相对应，根据心律失常的症状，可归属于中医的“心悸”，心悸包括惊悸和怔忡，怔忡有别于惊悸。惊悸发生常因感受惊恐、恼怒等外来刺激而成，时作时止，病势短浅；怔忡发生每有内因而起，并无外惊，心中惕惕，稍劳即发，病情深重。《医学正传》记：“怔忡者，心中惕惕然动摇而不得安静，无时而作者是也；惊悸者，募然而跳跃惊动，而有欲厥之状，有时而作者是也训。”怔忡发生病位在心，五脏相通，移皆有次，心为五脏六腑之大主，怔忡发生亦与他脏相关，故在临床辨治怔忡，立足脏腑辨证，审症求因，提高其临床疗效[59]。

中文：怔忡　查询

词条来源	中文词条	英文词条
标准1:中医药常用名词术语英译	怔忡病	fearful throbbing
标准2：中医药学名词	怔忡	severe palpitation
标准3：传统医学名词术语国际标	怔忡	fearful throbbing
标准4：中医基本名词术语中英对	怔忡	severe palpitation
标准5：WHO-ICD-11 传统医学章	怔忡	Spontaneous palpitation disorder

图6.5　怔忡

基于以上含义分析，怔忡的译文要与惊悸的译文相联系又有相异之处，即保持中医话语的成体系性，又表明中医病名的差异性，使读者建立中医思维。由此，怔忡病名的3种译文“fearful throbbing”“severe palpitation”“spontaneous palpitation disorder”，标准5中“spontaneous palpitation disorder”译文最为恰当，选用 palpitation 与惊悸的部分译文保持一致，前面用 spontaneous 一词与惊悸的译文区分开，同时显示出“惊悸”与“怔忡”的差异，体现病因的不同。在《柯林斯词典》中“throbbing”的含义是“If part of your body throbs, you feel a series of strong and usually painful beats there”，是阵痛，但其范围更广泛，不如 palpitation 具体。

6.2.6　胸痹的英译文

从图6.6可以看出，胸痹的中文病名基本一致，英译文有3种，即“chest impediment”“angina pectoris”“chest discomfort”。

中文：胸痹　查询

词条来源	中文词条	英文词条
标准1:中医药常用名词术语英译	胸痹	chest impediment
标准1:中医药常用名词术语英译	胸痹心痛病	angina pectoris
标准2：中医药学名词	胸痹	chest discomfort
标准3：传统医学名词术语国际标	胸痹	chest impediment
标准4：中医基本名词术语中英对	胸痹	chest impediment
标准5：WHO-ICD-11 传统医学章	胸痹	Chest impediment disorders

图6.6　胸痹

"痹"的文献分析："痹"为较早的医学文字之一,"疒"指病,"畀"指"蒸架"。《黄帝内经·素问·痹证》篇明确阐明痹证的含义:"风寒湿三气杂至,合而为痹也。其风气胜者为行痹,寒气胜者为痛痹,湿气胜者为著痹也。"

痹字在历代文献中出现频繁,其字面含义为痹阻不通,字典中多指病名或一系列疾病的总称。广义的"痹"泛指机体为病邪痹阻,而致气血运行不利或脏气不宣所发生的各种病证。狭义的"痹"则指痹证,指因风寒湿热等邪侵犯人体导致气血运行不畅,主要表现为筋骨、肌肉、关节发生疼痛、酸楚、麻木、关节肿大等病变。痹证主要分为风寒湿痹和风湿热痹,风寒湿痹主要包括风痹(行痹)、寒痹(痛痹)和湿痹(着痹或著痹)。此外,还有几个含有"痹"字的术语现在沿用较多。"喉痹"为阴阳升降之机失常所致,病在咽喉,表现为咽部疼痛或微痛,红肿或微红,咽干、咽痒、灼热感或异物感。

"胸痹"指由于胸阳不振、气不运血或痰湿留滞胸中,导致胸中气血闭阻、经络血脉不畅,表现为胸满闷痛。由于胸中含有心肺二脏,因此"胸痹"比以心痛为主的"心痹"的范围广[60]。

鉴于"痹"字中医术语英译的混乱,有学者遴选、整理《黄帝内经》3 个英译版本和5 部中医双语字典中"痹"字的相关术语,通过调查问卷等实证方法考察不同层次外国目标读者对"痹"字相关术语不同英译法的反应与接受程度。以翻译目的论为理论指导,提出对于"痹"字相关中医术语的翻译并不能简单地一概而论,而应讲究语境、目的与受众[61]。

由于中医术语标准是用来规范术语的使用,中医术语的制定是让各界学者参考运用,在运用的基础上达到交流传播的目的。基于中医走出去策略,考虑到中医话语权的建立,在"胸痹"的 3 个不同译文"chest impediment""angina pectoris""chest discomfort"中,"胸"的译文可采用直译法翻译为 chest,"痹"的译文,选用 impediment。在《牛津英语词典》中,"impediment:(to sth) something that delays or stops the progress of sth "意为"妨碍、阻碍、障碍"。痹,有痹阻不通之意,不单单指关节疼痛之类。另外,impediment 比 discomfort 一词在程度上与痹的含义更接近。由此,"胸痹"可翻译为"chest impediment",与胸痹构词类似的心痹、喉痹等可以对应翻译为 heart impediment、throat impediment 等。

6.2.7　真心痛的英译文

从图 6.7 可以看出,真心痛的中文病名完全一致,英文有 3 个,分别是" real heart pain""true heart pain""angina pectoris"。首先来分析"真心痛"的源流含义。《灵枢·厥病》篇指出:"真心痛,手足青至节,心痛甚,旦发夕死,夕发旦死。"说明"真心痛"非一般胸痹、心痛,病情严重,预后较差,其次用"真"字区别邻近心窝部位的胃、肝、胆等证候引起的疼痛。《难经·六十难》指出:"其痛甚,但在心,手足青者,即名真心痛,旦发夕死,夕发旦死。"汉代张仲景《金匮要略》曰:"心痛彻背,背痛彻心。"明清时期对真心痛的认识较为全面,把真心痛与胃脘痛区分鉴别,如《证治准绳》指出:"或问丹溪言,心痛即胃痛,然乎？曰：心与胃各一脏，其病形不同，因胃脘处在心下，故有当心痛之名，岂胃脘痛即心痛者哉，历代方论，将二者混同一门，误自此始。"王肯堂《暴症知要》进一步指出："心藏神为人身之主，其正经为风邪所乘，名真心痛，六时痛六时死，心的包络脉是心之别脉，为风冷所乘，亦令心痛，其痛引喉……外有脾心痛则心下急痛，胃心痛则腹痛而心痛，肾心痛则重而苦泄寒中，及九种心痛，别各有方脉，宜浮滑，忌短涩。"故古代医学对"真心痛"的病名、鉴别诊断、临床特点及预后有了深刻的认识。现代西医学对急性心肌梗死的认识是冠状动脉粥样硬化、斑块的形成、斑块发生溃疡和断裂、血小板沉积和血栓形成，引起冠状动脉闭塞、心肌缺血、缺氧、坏死的病理过程。心肌坏死面积达到30%时出现左心功能不全，坏死面积达40%以上时，出现心源性休克，重要器官灌注低下，表现为表情淡漠、四肢末端厥冷、尿少、酸中毒等。与"真心痛"的手足青至节的"发绀"现象一致，由此可见，真心痛的心肌坏死面积至少达到30%以上。有资料显示大面积心肌梗死患者出现心源性休克时，死亡率高达80%～90%，发病10 h 的死亡率达到50%。80%在1周内死亡[62]。充分印证了古人的"夕发旦死，旦发夕死"的凶险预后。关于真心痛的病机，有学者认为《金匮要略》的"阳微阴弦"，可以解析真心痛的全过程，且是阳微与阴弦并举才致真心痛。《金匮要略·胸痹心痛短气病脉证治》曰："夫脉当取太过不及，阳微阴弦，即胸痹而痛，所以然者，责其极虚也。今阳虚知在上焦，所以胸痹心痛者，以其阴弦故也。"从脉象论胸痹心痛的病机，阳微指寸口脉微，或浮取微为不及，主胸阳不足，阴弦指尺脉弦，或沉取弦，为太过，主阴邪盛。胸阳为心肺之阳，阴邪为痰浊、水饮、寒邪、血瘀。必是胸阳不足，阴邪上乘阳位，阳微与阴弦相互搏结，使心脉闭塞，阳气不通，发为真心痛，胸阳虚与阴邪盛仅有其一，都不致发病。阳微阴弦孰先孰后的问题，应该是阳微为病之本质，心乃阳中之阳，主一身之血脉；肺朝百脉，宗气贯心脉，行营气血。心肺阳气充足，鼓血畅通，通则不痛。胸阳不足，津液不化，遂成痰浊；阳气不振，胃气下降，浊阴上泛，袭虚而居，闭阻心脉而成。所以阳微之本，阴弦为标[63]。

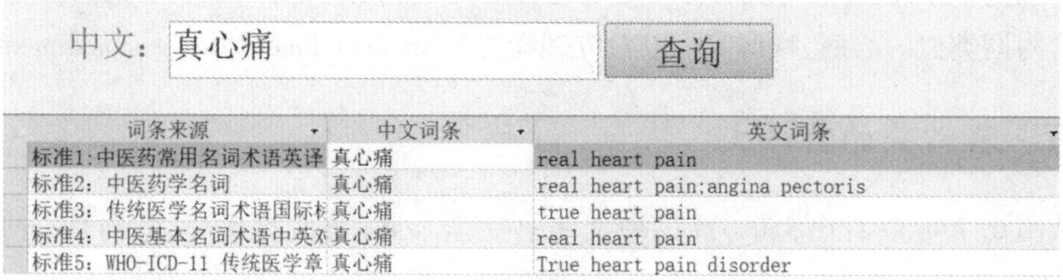

词条来源	中文词条	英文词条
标准1:中医药常用名词术语英译	真心痛	real heart pain
标准2:中医药学名词	真心痛	real heart pain;angina pectoris
标准3:传统医学名词术语国际标	真心痛	true heart pain
标准4:中医基本名词术语中英对	真心痛	real heart pain
标准5:WHO-ICD-11 传统医学章	真心痛	True heart pain disorder

中文：真心痛　　　　查询

图6.7　真心痛

由以上分析可知真心痛的病名含义及其病因病机。真心痛与西医的急性心肌梗死的临床表现基本对应，3个不同的译文"real heart pain""true heart pain""angina pectoris"中，2个采用直译法"real heart pain""true heart pain"，1个采用借用西医病名法"angina pectoris"，理解为心绞痛。基于译语话语权分析，采用直译法，可帮助读者建立中医话语思维，若采用借用西医病名的方法，读者看到后思维直接联想到西医的疾病上，而不是中医思维，不利于中医话语的传播。至于"real heart pain"和"true heart pain"中，real 和 true 的选择，两个词语的含义都是"真实的、真正的"，real 的内涵是：客观存在，不是想象不是传说；天然之物，并非人工合成。Ture 的内涵是：客观存在，符合实际；达到标准，符合模式。由此可判断真心痛的含义用 true 更恰当。真心痛，选择标准 5 中 true heart pian disorder。

6.2.8　胃脘痛的英译文

从图 6.8 可以看出，胃脘痛的中文病名基本一致，英文存在 3 个译文，分别是"epigastric pain""stomach duct pain""stomachache disorder"。我们先来探析胃脘痛的病名源流及含义。胃脘痛，近现代称为胃痛，是以上腹胃脘部近心窝处疼痛为主症的病证。胃脘痛之名最早记载于《黄帝内经》，唐宋以前文献多称胃脘痛为心痛，与属于心经本身病变的心痛相混。后代医家对胃脘痛与心痛做了明确区分，使胃痛称为独立的病证。《医学正传·胃脘痛》说："古方九种心痛，详其所由，皆在胃脘，而实不在于心也""气在上者涌之，清气在下者提之，寒者温之，热者寒之，虚者培之，实者泻之，结者散之，留者行之。"

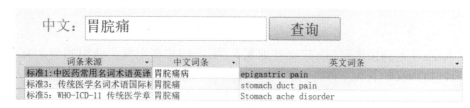

图 6.8　胃脘痛

胃脘痛的 3 个译文"epigastric pain""stomach duct pain""stomachache disorder"中，epigastric 在《韦氏大词典》中的解释为"lying upon or over the stomach"，意为位于胃上方的；stomachache 在《韦氏大词典》中的解释为"pain in or in the region of the stomach"。"stomach duct pain"可理解为胃管痛，"epigastric pain"可理解为上腹部痛，上腹痛；"stomachache disorder"可理解为胃痛，肚子痛。从疼痛位置上来看，"stomachache disorder"与胃脘痛更接近，从翻译上来看，"stomachache disorder"的构词更简单，更易于不同读者掌握和接受。

6.2.9　嘈杂的英译文

从图 6.9 可以看出，嘈杂被 4 部标准收录，中文病名基本一致，为"嘈杂病"和"嘈杂"。英文病名主要是"gastric upset""gastric discomfort""epigastric upset disorder"。我们先来分析"嘈杂"的病名源流与含义。中医古籍中关于嘈杂的论述多与吞酸、嗳气、反胃等脾胃系病证同时出现,有时也见于虚劳、胃痛、咳嗽等病[64]。古籍中明确以"嘈杂"二字作为病名最早见于《丹溪心法》:"嘈杂,是痰因火动,治痰为先。"同时说明了病因与治法。往前追溯,最早可在唐代《千金要方》中见到有关论述:"吴茱萸汤,治胸中积冷,心嘈烦满汪汪。"此处心嘈为嘈杂。另外,在唐代《三因极一病证方论》《外台秘要》中也有"嘈烦""嘈胀"等论述。自《丹溪心法》后,嘈杂的病名就此确立。明代周慎斋在《周慎斋遗书》中说:"上焦嘈杂,用生地。中焦嘈杂,用山药。下焦嘈杂,用气结涩,苏梗、杏仁。"认识到嘈杂有上焦、中焦、下焦之分。皇甫中《明医指掌·嘈杂》中说:"有食郁作热者……有因湿痰者……有因气郁者。"认为嘈杂有火嘈、痰嘈、气嘈等。虞抟《医学正传》言:"夫嘈杂之为证也,似饥不饥,似痛不痛,而有懊恼不自宁之状者是也。"明确论述了嘈杂的证候表现。

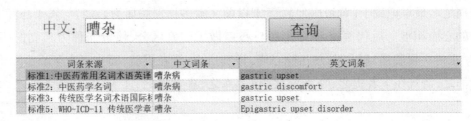

图6.9　嘈杂

叶天士《临证指南医案》说:"嘈有虚实真伪,其病总在于胃。"认识到嘈杂有虚实之分。宋代陈自明《妇人大全良方》说:"夫心胸嘈杂,妇人多有此证。"首次提出妇人嘈杂。明代张景岳《景岳全书·嘈杂》提道:"嘈杂一证,或作或止,其为病也,则腹中空空,若无一物,似饥非饥,似辣非辣,似痛非痛,而胸膈懊,莫可名状……"列专篇详细论述了概念、病因病机、辨证、用药等,至此,嘈杂的辨证论治体系基本形成。由上可析,嘈杂病位在胃,可指胃中空虚,似饥非饥,似辣非辣,似痛非痛,莫可名状,时作时止的病证。常和胃痛、吞酸等病同时并见,亦可单独出现。

基于以上病名源流和含义的辨析,我们再来看其英文翻译,"gastric upset""gastric discomfort""epigastric upset disorder"3部标准中都选中gastric及其变体来表达嘈杂的病位,epigastric的指示范围比gastric的范围更大一些。但是结合"胃脘痛"的英文翻译,从中医译语话语系统性角度出发,建议将"嘈杂"翻译为stomach upset,这样有益于读者建立中医整体系统思维,益于中医译语话语的表达和传播。

6.2.10　食积的英译文

从图6.10可以看出,食积的中文病名被标准5和标准4收录,但是标准4中收录的是"食积泄",它与"食积"有相同词语,所以放在一起来对比"食积"的翻译。"食积"的译文有2种,分别是"food accumulation""food retention"。食积,九积之一。食滞不消,日久成积者。《儒门事亲》卷三:"食积,酸心腹满,大黄、牵牛之类,甚者礞石、巴豆。"《杂病源流犀烛·积聚症瘕痃癖痞源流》:"食积,食物不能消化,成积痞闷也,宜青礞石、鸡内金、枳实、巴豆、香附,方用保和丸,连萝丸、佐脾丸。"《医医偶录》治肚腹胀硬拒按,吞酸嗳腐,不思饮食,用大和中饮。脾虚者,参用六君汤。参见肉积、面积、果菜积等条。

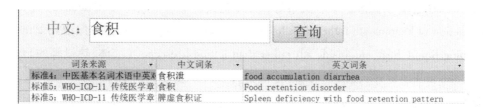

图6.10 食积

　　主要症状方面,食积是因小儿喂养不当,内伤乳食,停积胃肠,脾运失司所引起的一种小儿常见的脾胃病证。临床以不思乳食,腹胀嗳腐,大便酸臭或便秘为特征。食积又称积滞,与西医学消化不良相近。本病一年四季皆可发生,夏秋季节,暑湿易于困遏脾气,发病率较高。小儿各年龄组皆可发病,但以婴幼儿多见。常在感冒、泄泻、疳证中合并出现。脾胃虚弱,先天不足及人工喂养的婴幼儿容易反复发病。少数患儿食积日久,迁延失治,脾胃功能严重受损,导致小儿营养和生长发育障碍,形体日渐羸瘦,可转化成疳,故前人有"积为疳之母,无积不成疳"之说。《诸病源候论·小儿杂病诸候》所记载的"宿食不消候""伤饱候"是本病的最早记载。其后《活幼心书》和《婴童百问》又分别提出了"积证"和"积滞"的病名。《保婴撮要·食积寒热》说:"小儿食积者,因脾胃虚寒,乳食不化,久而成积。"明确指出了小儿食积的发生原因。本病病因主要是乳食内积,损伤脾胃。病机为乳食不化,停积胃肠,脾运失常,气滞不行。食积可分为伤乳和伤食。伤于乳者,多因乳哺不节,食乳过量或乳液变质,冷热不调,皆能停积脾胃,壅而不化,成为乳积。伤于食者,多因饮食喂养不当,偏食嗜食,饱食无度,杂食乱投,生冷不节;食物不化;或过食肥甘厚腻、柿子、大枣等不易消化之物,停聚中焦而发病。正所谓"饮食自倍,肠胃乃伤"。乳食停积中焦,胃失和降,则呕吐酸腐不消化之物;脾失运化,升降失常,气机不利,出现脘腹胀痛,大便不利,臭如败卵;或积滞壅塞,腑气不通,而见腹胀腹痛,大便秘结之症。此属乳食内积之实证。食积日久,损伤脾胃,脾胃虚弱,运纳失常,复又生积,此乃因积致虚;亦有先天不足,病后失调,脾胃虚弱,胃不腐熟,脾失运化,而致乳食停滞为积,此乃因虚致积。二者均为脾虚夹积、虚中夹实之候。乳食内积之实证以消食导滞为主。脾虚夹积之虚中夹实证以健脾消食、消补兼施为法,积重而脾虚轻者,宜消中兼补法;积轻而脾虚甚者,则用补中兼消法,扶正为主,消积为辅,正所谓"养正而积自除"。食积的治疗,除内服药外,推拿及外治疗法亦常运用。

基于上述对"食积"含义的探析,在翻译时建议采用直译法,在几部标准中,"食积"的译文有 2 种,分别是"food accumulation""food retention disorder"。

Accumulation 的英文释义:①an increase by natural growth or addition;②several things grouped together or considered as a whole;③the act of accumulating;④(finance)profits that are not paid out as dividends but are added to the capital base of the corporation。由上可知,accumulation 主要指累积,资本积累等,词义褒义性较为明显。Retention 的英文释义:①the action of keeping sth rather than losing it or stopping it(保持;维持;保留);②the action of keeping liquid,heat,etc. inside sth rather than letting it escape[(液体、热量等的)保持,阻滞];③the ability to remember things(记忆力;记性)。由上可知,retention 有潴留、热量的阻滞含义。据此,"食积"可以翻译为 food retention。相关习语表达,如津液潴留可以翻译为 fluid retention,尿液潴留可以翻译为 urinary retention。

6.2.11　咳逆的英译文

从图 6.11 可以看出,咳逆一词被两部标准收录,中文病名收录有差异,分别为"咳逆上气""咳逆"。英译文为"cough with dyspnea""cough with dyspnea disorder"。

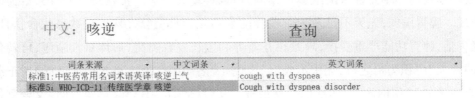

图 6.11　咳逆

关于咳逆的病名含义,目前多认为其属于中医学咳嗽病范畴。如《高级汉语词典》中载:"咳逆,咳嗽病的一种。因气逆而作咳。"咳逆之名最早见于《黄帝内经》。《素问·六元正纪大论》中载:"其病热郁于上,咳逆呕吐,疮发于中,胸嗌不利,头痛身热,昏愦脓疮。"书中咳逆出现次数较少,且多作为肺病的一种症状出现。考"咳"本字为亥,本义为小孩的笑声,金文中在"亥"字的基础上加上"口"旁改作"咳"字。如《说文解字》载:"咳,小儿笑也。"在实际运用中"咳"字后又延伸为咳嗽之义。如《释名·释疾病》:"亥欠,刻也。气奔至出入不平调若刻物也。"《礼记·内则》:"升降出入揖游,不敢哕噫、嚏咳。"而在较早的医学文献中表达咳嗽之义时,常使用"欬"字。如《名医别录》:"卷柏……止欬逆,治脱肛。""欬"字本义为气逆作声,即咳嗽。《说文解字·欠部》中即有相关记载:"欬,逆气也。从欠,亥声。"又《说文解字注》:"含吸之欲其下,而气乃逆上是曰欬。"此外《正字通》中有言:"咳,与欬同,嗽也。"故早期文献中表达"咳嗽"之义时,"咳"与"欬"字常通用,至后世"咳"字使用频率逐渐升高,而"欬"字使用减少,直至弃而不用。综上,咳字在不同语境中虽有不同含义,但在医书中一般仅表示咳嗽之义。如《素问经注节解·咳论》:"咳者,咳嗽也。""逆"字从造字上看是在"屰"的基础上加上"辶"旁,"辶"同"辵",作为偏旁存在时具有行进的意思。又《说文解字》中载,"逆:迎也。从辵屰声。关东曰逆,关西曰迎。"因此"逆"字本义可理解为迎面而来或反向而行。古代"逆"同"屰",考《说文解字》"屰:不顺也",与"咳"字一同出现时可引申为气不顺。咳字本有气逆之意,故咳逆本义为气上冲不顺导致咳嗽出声的一种证候,以咳嗽气逆命名,着重突出气逆不顺的程度,后渐引申为咳嗽甚者。如张景岳在《景岳全书·呃逆》中有言:"咳逆者,咳嗽之甚者也。"

有研究者通过对咳逆相关的文献梳理发现,古医籍中咳逆一词主要有咳嗽、哕逆、喘嗽 3 种内涵[75]。早期文献中人们对于疾病的命名较为直观简单,在症状描述上不如后世细化,咳逆与咳嗽、咳喘等症状没有进行具体的区分,如常用咳逆、咳逆上气等词代表咳喘。隋唐时期对咳逆的定义更加明确,咳逆可单独作为一种疾病出现,并与咳嗽在病机和治疗上进行了具体区分。宋金元时期对其症状描述更为丰富,咳逆一词不再单独作为疾病出现,且多与哕逆混用。明清时期对咳逆一词的定义进一步细化,既可作为呃逆病的别称出现,也可理解为咳逆即咳嗽。并认为咳逆实为咳嗽病的一种,与呃逆不同,在症状上则突出气逆的表现,较咳嗽更为严重,处于咳嗽到咳喘之间的一个疾病状态。

因历史环境的改变和个别特殊因素的影响,不同时代对于同一病名的理解和描述各有差异,这使得后学在阅读文献时对疾病的认识多有混淆,故临床上对于古病名的理解应顺着时代的改变进行相应的理解。正如宋校《千金要方·凡例》中所言:"若不知古知今,何以为人司命?"正确理解咳逆的内涵,了解咳逆词义的演变过程,对于相关古代文献挖掘工作和现代临床运用研究具有一定的意义。对中医病名的英译文达到"信"的原则也具有基础意义。

由上可知,在翻译"咳逆"时,要表达出"逆"的含义,两个标准的译文为"cough with dyspnea"和"cough with dyspnea disorder"。为了体现词语的病名属性,可在译文后加disorder 一词。Dyspnea 的含义是 difficulty in breathing,呼吸困难,咳逆的含义是咳嗽伴随有气上逆的症状表现,因此咳逆可翻译为"cough with dyspnea disorder"。

6.2.12 哮病的英译文

从图 6.12 可以看出,哮病同时被 4 部标准收录,有标准 1、标准 2、标准 4 和标准 5,中文病名完全一致。英文病名有 4 个,分别是"wheezing""asthma""wheezing disease""wheezing disorder"。哮病是一种反复发作性的痰鸣气喘疾患,发作时以喉中哮鸣有声、呼吸急促困难为特征,甚则喘息不能平卧,是临床肺系疾病中的常见病、多发病、难治病,反复发作且迁延难愈。属于西医支气管哮喘(简称哮喘)范畴(中华中医药学会发布,2008 年)。

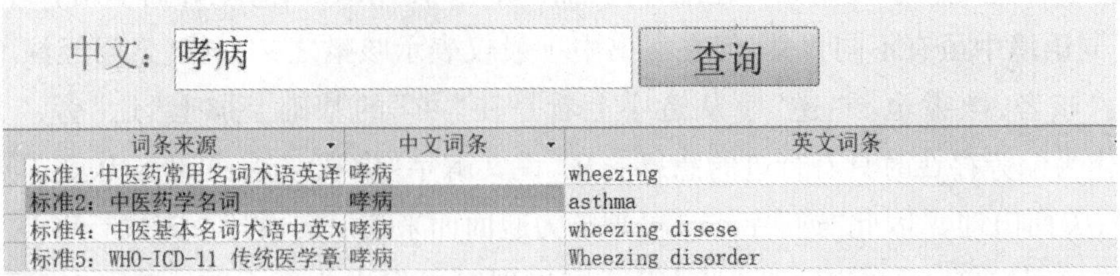

图 6.12　哮病

　　哮病文献,发端于《黄帝内经》,肇始于《金匮要略》,唐宋两朝的哮病相关文献则几尽见于针灸类典籍,而其内科学文献则始见于元代,成熟于明清[66]。

　　《金匮要略》可谓发哮喘内科证治之端,《金匮要略·卷上·肺痿肺痈咳嗽上气病脉证治》曰:"咳而上气,喉中水鸡声,射干麻黄汤主之。"考《丹溪心法》,朱氏虽提出哮喘的病理因素是"痰",但没有明指痰的性质及病位。《丹溪心法·卷二·哮喘》曰:"哮喘必用薄滋味,专主于痰,宜大吐",在该文中朱氏认为哮喘之病理因素是"痰"。又《丹溪心法·卷二·哮喘》云:"哮喘……此寒包热也",寒包热扰动内伏之痰,是发为哮病的病机关键。

　　为规范化推进中医临床医疗行为、提高科研水平、提升中医药服务质量,受国家中医药管理局政策法规与监督司委托,中华中医药学会肺系病分会对《中医病证诊断疗效标准》之哮病的诊断依据、证候分类、疗效评定进行示范性修订,形成《中医内科病证诊断疗效标准·哮病(修订版)》[67]。

　　哮病系风痰伏肺,多因素体禀赋异常,复加外邪、饮食、情志、劳倦等诱因,致气滞痰阻、气道挛急、反复发作性的痰鸣气喘疾患。临床以呼吸急促、喉中哮鸣、胸闷或咳嗽,甚则喘息不得平卧为主要表现。相当于西医学的支气管哮喘。诊断依据(2007、2013、2016、2018 年):①发作性呼吸困难,喉中哮鸣,甚则张口抬肩,不能平卧,或面色苍白,唇甲青紫,可经治疗缓解或自行缓解。②呈反复发作性,多于夜间或晨间发作。常因外邪、气候突变、饮食不当、情志失调、劳累等因素诱发,发作前多有鼻痒、喷嚏、咳嗽、胸闷等先兆,平时可如常人。③多与先天禀赋有关,有过敏史或家族史。④发作时双肺可闻及散在或弥漫性哮鸣音,呼气相延长。⑤肺功能、外周血嗜酸性粒细胞计数、痰嗜酸性粒细胞计数、胸部 X 射线等检查有助于诊断。⑥临床需与喘证、支饮鉴别。⑦根据临床表现可分为发作期和缓解期。

　　基于以上文献分析,分析哮病的 4 个英译文"wheezing""asthma""wheezing disease""wheezing disorder"。4 个译文有 3 个译文都用到了 wheezing 一词。在《韦氏大词典》中,wheeze 的释义为"to breathe with difficulty usually with a whistling sound"。符合哮病的症状表现,采用意义法进行了翻译。1 个译文中用到了"asthma"一词,在《韦氏大词典》中,asthma 的释义为"a chronic lung disorder that is marked by recurring episodes of airway obstruction(as from bronchospasm) manifested by labored breathing accompanied especially by wheezing and coughing and by a sense of constriction in the chest,and that is triggered by hyperreactivity to various stimuli(as allergens or rapid change in air temperature)"。意为:一种慢性肺部疾病,以反复发作的气道阻塞(如支气管痉挛)为特征,表现为呼吸困难,尤其伴有喘息和咳嗽及胸部收缩感,由对各种刺激(如过敏原)的过度反应引发或气温迅速变化所致。可见,asthma 的含义范围要比哮的含义广一些,可理解为哮喘,但是中医的哮和喘在症状表现上有所不同。中医认为有声无痰谓之哮,有痰无声谓之喘。喘就气息而言,主要指呼吸气促,甚至有张口抬肩的症状;哮则是就声音而言,主要指呼吸中喉中有鸣音。哮必兼喘,而喘不一定兼哮。因此,在翻译哮病时,选择 wheezing disorder,语义和症状表现更相符。同时,喘病可翻译为 asthma,具体分析下文再议。

6.2.13　悬饮的英译文

从图6.13 可以看出,悬饮同时被 5 部标准收录,中文病名基本一致,英译文存在差异,有两个不同的译文,分别是"pleural fluid retention""suspending fluid"。悬饮病名始见于《金匮要略》,因饮邪停于两胁,属窠囊之水,有悬吊之意,故名悬饮。《金匮要略·痰饮咳嗽病脉证并治》云:"饮后水流在胁下,咳唾引痛,为之悬饮。"症见胁下胀满,咳嗽或唾涎时两胁引痛,甚则转身及呼吸均牵引作痛,心下痞硬胀满,或兼干呕、短气、头痛目眩。因此,悬饮的概念即是水饮停于两胁,表现咳唾引痛者,相当于现代的胸腔积液。悬饮是饮邪停留于胁肋部所致的病证,为四饮之一。常见于炎症、肿瘤、肝硬化、肾病、心力衰竭、自身免疫病、全身性疾病及外伤等。从发病部位、临床表现等比较,悬饮似现代医学所述胸膜炎。

| 中文: | 悬饮 | 查询 |

词条来源	中文词条	英文词条
标准1:中医药常用名词术语英译	悬饮病	pleural fluid retention
标准2: 中医药学名词	悬饮	suspending fluid
标准3: 传统医学名词术语国际标	悬饮	pleural fluid retention
标准4:中医基本名词术语中英对	悬饮	pleural fluid retention
标准5: WHO-ICD-11 传统医学章	悬饮	Pleural fluid retention disorder

图6.13　悬饮

中华人民共和国中医药行业标准《中医内科病证诊断疗效标准》(ZY/T 001.1−94)[68]对悬饮的定义:悬饮是指肺气不足,外邪乘虚侵袭,肺失宣通,胸络郁滞,气不布津,以致饮停胸胁,出现咳唾胸胁引痛,或见胁肋饱满。多见于渗出性胸膜炎。

诊断依据:①初期以咳唾胸胁引痛,或伴有恶寒发热为主症。发病缓急不一。②积饮形成后,胸痛减轻,胸闷逐渐明显。重者有呼吸困难。③积饮消退,可后遗胸胁疼痛,咳声不扬,少痰,迁延不已。④少量积液时,患侧可闻及胸膜摩擦音。积液量多时患侧呼吸运动受限制,胸满隆起,肋间隙增宽。叩诊呈浊音或实音。⑤血白细胞总数正常或偏高,红细胞沉降率增快。⑥胸部 X 射线摄片检查,可见肋膈角变钝或消失。积液多者患侧有密度均匀致密阴影,纵隔向健侧移位。包裹性积液边缘光滑饱满,不随体位改变而移动。超声波探查有积液。⑦胸腔积液常规检查呈透明黄色或微混,少数可呈血性;比重大于 1.018,蛋白含量大于 2.5%;细胞计数以淋巴细胞为主。胸腔积液结核分枝杆菌培养可为阳性。

证候分类:①邪郁少阳,寒热往来,或恶寒发热,胸胁疼痛,咳嗽痰少。舌苔薄白或黄,脉弦数。②饮停胸胁,咳唾时胸胁引痛,转侧不利,偏卧于病侧则痛缓,肋间胀满,呼吸息促。舌苔薄白,脉象沉弦。③肺络不畅,胸胁疼痛,呼吸不畅,或有闷咳,迁延不已。舌苔薄,脉弦细。

疗效评定:①治愈,症状消失,胸腔积液吸收,实验检查正常。②好转:症状明显改善,胸腔积液减少。③未愈,症状、胸腔积液均未改善。

基于以上文献所述,来分析悬饮的 2 个不同的译文,"pleural fluid retention"和"suspending fluid"。Suspending fluid 是采用直译法,把"悬"翻译为 suspending,在《牛津英语词典》中,suspend 与悬相关的含义为"①to hang sth from sth else(悬;挂;吊);②to float in liquid or air without moving(悬浮)"。若把悬饮翻译为 suspending fluid,不利于读者掌握悬饮的含义,不能起到很好的传播效果。另一种翻译"pleural fluid retention",我们在前文中讨论到病态的液体潴溜可以翻译为 fluid retention,悬饮指的是饮停胸胁,pleural 有胸膜、胸腔的含义,在 fluid retention 前面加上 pleural 一词,表明病态液体停留的位置。这样读者在看到 pleural fluid retention 时,能很快理解悬饮指的是胸胁部位的水饮停留。

6.2.14　肺痿的英译文

从图 6.14 可以看出,肺痿病名同时被 4 部标准所收录,中文病名完全一致。英译文有差异,存在 3 种不同的译文,分别是"atrophic lung disease""lung atrophy""lung withering disorder"。

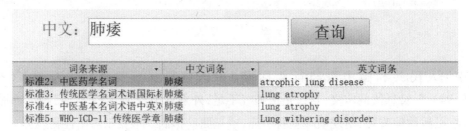

词条来源	中文词条	英文词条
标准2:中医药学名词	肺痿	atrophic lung disease
标准3:传统医学名词术语国际标	肺痿	lung atrophy
标准4:中医基本名词术语中英对	肺痿	lung atrophy
标准5:WHO-ICD-11 传统医学章	肺痿	Lung withering disorder

图 6.14　肺痿

肺痿的病名探源:张仲景首立肺痿之名,其在《金匮要略》中将其与肺痈、咳嗽上气同篇而论,自此,肺痿作为一个独立病种被认识。病名得立,后世大部分医家也都沿用其名。也有少数医家以"肺萎"为名。较早当推隋代巢元方,其在《诸病源候论》中用"萎"字,取其弱而不用之意。清代尤怡在其《金匮要略心典·肺痿肺痈咳嗽上气病脉证治》中说:"痿者萎也,如草木之萎而不荣,为津烁而肺焦也。""痿"与"萎"二字,实为古之通假。如《说文解字》将痿定义为"痿弱无力以运动"之意,而《广雅释诂》则将其释为"病也",《字林》注为"无力也",痿在《新编汉语词典》中则"指身体某一部分萎缩或失去机能的病",而《经籍纂诂》认为萎为"草木菸也"及"柔软也",《新编汉语词典》注释为"干枯,衰落"之意。可见两字有细微差别,前者多用来代表一种萎废不用的病态,后者则多指形态上的萎缩与衰落。在此病的命名中,用"痿"字,多取其痿弱无力的病态之意,用"萎"字,则为突出其肺叶干枯皱缩的局部病理特点。纵观古今,仲景立篇而论,将"肺"和"痿"创造性地结合到一起,而立"肺痿"之名,并沿用至今。间有少数医家以"肺萎"名之,则从肺叶之表象而论。

肺痿的定义内涵:张仲景将肺痿定义为以咳唾涎沫为主症而病位在肺的虚损之病,有虚热、虚寒之分,并分而论治。后世医家多承仲景,并对其进行拓展,将很多慢性肺部疾病的终末阶段皆归为肺痿,又对其脉症及治法方药等方面进行补充深化。很多医家更是舍仲景之本意,认为肺痿乃肺病之重证,可由多种肺部疾病发展而成。唐以后对肺痿的研究出现萎缩,并多将其列入咳嗽门,尤以虚咳、劳嗽为多,其定义范围也出现混淆杂乱之状。及至清代,又复以独立病证论之,其治法方药也有一定的发展。近现代以来,又对其进行了归纳总结。现行《中医内科学》教材将其定义为:肺叶痿弱不用,为肺脏的慢性虚损性疾患,临床以咳吐浊唾涎沫为主症。现代很多医者更是抓住肺叶痿弱不用这一病理特征,将其等同于现代医学的肺纤维化。而肺部的多种疾患,如慢性阻塞性肺疾病、支气管扩张、肺不张、肺结核等,后期也因可出现肺的纤维化,而被归为肺痿范畴。这虽与现代医学接轨,看似新颖,却使肺痿的中医研究更加混乱。因此,在遵从前贤的基础上,重新认识肺痿,规范并界定该病的定义和范畴,使其既不悖于疾病原旨,又不混淆于多种疾病之中,已十分必要[69]。

有学者从认知语言学角度来分析肺痿病名,分析肺痿背后的思维方式和意义。肺痿病名是隐喻思维和古代解剖共同作用后得出的,其中主要为隐喻思维。肺痿病名的整合步骤:首先表现为水分严重不足甚至缺失状态的草木等植物映射到津液严重不足甚至干涸状态的脏腑,其次结合肺痿的临床症状和肺的升降特性、输布津液等功能,肺痿病名整合得出;肺痿病名构建过程中蕴含隐喻思维;肺痿病名强调津液不足的病机特点、肺痿患者口吐浊唾涎沫时身体前倾低头弯腰的姿态和肺脏羸弱的病理状态;间质性肺疾病和肺痿最为相似;在隐喻思维的基础上,多种肺部疾病和肺痿症状、病机相同时,即相似;相同的症状、病机、肺脏容积缩小时,肺痿仅与间质性肺疾病相似[70]。

基于以上文献分析,肺痿的中文含义基本明确,指的是肺功能上的痿弱状态,形态上的萎缩大小。关于肺痿的英译文,存在 3 种不同的译文,分别是"atrophic lung disease""lung atrophy""lung withering disorder"。3 个译文中 atrophic 是 atrophy 的形容词形式。故译文主要是 atrophy 和 wither 的选词差别。在《牛津英语词典》中,atrophy 的释义为:the condition of losing flesh, muscle, strength, etc. in a part of the body because it does not have enough blood,指的是缺失血液营养引起的身体失去肌肉力量等的情况;比如 brain atrophy 脑萎缩;muscular atrophy 肌肉萎缩。Wither 的释义为:①if a plant withers or sth withers it, it dries up and dies(使)枯萎,凋谢。② ~ (away)to become less or weaker,especially before disappearing completely 萎缩;(尤指渐渐)破灭,消失。由此可以看出,atrophy 为西医医学词汇,而 wither 是普通语言词汇。在这里,建议选用 lung atrophy 来翻译肺痿,易于读者理解接受,益于中医话语传播。在中医术语中,"痿"相关词汇很多,比如"皮痿""肉痿""筋痿""脉痿""骨痿"等,关于"痿"的翻译,从中医术语系统性出发,建议"痿"的翻译选用统一词语,这样既可以规范中医术语译文,又利于中医术语系统性地传播。

6.2.15 结胸的英译文

从图 6.15 可知,结胸同时被 4 部标准收录,中文病名完全一致。英译文有 2 种,分别是"thoracic accumulation""chest bind"。结胸见于《伤寒论》。

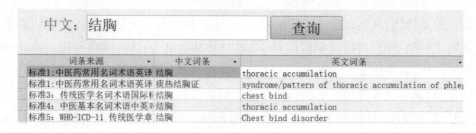

图 6.15 结胸

"结"字在医学文献中最早见于《素问·阴阳别论》中"结阴者,便血一升",以及《素问·至真要大论》中"结者散之"。前者为病,后者言治。张仲景在《素问》论"结"基础上,扩大"结"的使用范围,故《伤寒论》中有"结胸""脏结""阳结""阴结"之病证名称;又有"脉结""脉结代""脉沉结"这样的脉象;还有"热结在里""水结在胸胁""冷结在膀胱关元""其血必结"等病因及病理机制,以及"少腹急结""胸胁满微结""必胸下结硬"等症状。可见"结"在《伤寒论》中运用广泛,不论病症、症状、脉象、病机,凡具有搏结、互结、凝结之义,均可概诸"结"。《伤寒论》136 条:"伤寒十余日,热结在里,复往来寒热者,与大柴胡汤;但结胸,无大热者,此为水结在胸胁也,但头微汗出者,大陷胸汤主之。"此条前半段论邪不仅在少阳半表,而且有邪入阳明、里热内结成实的病理机制;后半段言水热互结于胸胁而成大结胸证。仲景从结立论,用来说明外邪不论寒热皆能搏结于机体之不同部位,而致不同的病证。《伤寒论》出现的结胸证,包括大结胸证。135 条:"伤寒六七日,结胸热实,脉沉而紧,心下痛,按之石硬者,大陷胸汤主之。"136 条:"但结胸,无大热者,此为水结在胸胁也⋯⋯"这里"结胸热实"点明了大结胸证属热属实的性质,不同于"脏结"之"无阳证"及"寒实结胸"之"无热证";病因病机方面为邪热入里,水与热结在胸胁,水热二者互结,缺一便不成结胸,治疗上用大陷胸汤破结逐水。小结胸证 138 条:"小结胸病,正在心下,按之则痛,脉浮滑者,小陷胸汤主之。"此证脉浮为阳热,滑则主痰,痰热互结于心下,病位仅限于心下,较之大结胸证为小,故称为小结胸证。治以小陷胸汤清热开结降痰。寒实结胸证 141 条:"寒实结胸,无热证者,与三物小陷胸汤,白散亦可服。"此为水寒互结于胸胁,治宜三物白散,化水寒、破结实。热入血室证(血结胸证)143 条、144 条中"妇人中风""经水适来"或"经水适断""如结胸状""热入血室,其血必结"之证。此证必备两个条件,一为在经期,二为热邪乘虚入血室,热与血互结。"如结胸状"指该证症状与结胸证相似,故又称之"血结胸证"。热与血互结较浅,病位偏表者,治以小柴胡汤和解枢机驱热外出;热与血结之深,病位偏里者,则刺期门穴以泄其实邪。通过以上分析,可见仲景论"结",是将《黄帝内经》"结者散之"的理论加以拓展,使"结之证"成为病因、病机、治法方药完整的辨证体系。临床上凡外邪与正气相互搏结,而致机体气机凝结不利者,即可用"结"概括之。故《伤寒论》中主要的"结之证",有热或寒与水饮或痰互结于胸中的大小"结胸"证与"寒实结胸"证;治疗上"结者散之",均以散除外邪、恢复气机畅通为目的。

基于以上文献分析,"结胸"的英译文"thoracic accumulation"和"chest bind"中,"chest bind"是采用直译法,但译文与原病名含义差别较大,不易于读者理解中医病名"结胸"的含义,不易于中医话语的表达。结胸可以理解为两种及以上邪气或正邪互相结杂在一起停留于胸部引起的身体出现异常的症状。在《新牛津英汉双解大词典》中,accumulation 的释义为 the acquisition or gradual gathering of something,指的是积累、积聚、堆积。Thoracic 是一个解剖词汇,指的是胸的、胸廓的。"thoracic accumulation"采用了借用西医词汇和直译法,表达出胸部的结聚,近似于中医术语结胸的含义,但需要读者基于该术语,进一步了解中医结胸的内在含义。但作为术语翻译,"thoracic accumulation"基本表达出了中医术语的话语含义。

6.2.16　石淋的英译文

从图 6.16 可以看出,石淋病名同时被 5 部标准收录,中文病名基本一致,英文存在3 个不同的译文,分别是"urolithic stranguria""stone strangury""stony stranguria disorder"。淋证,是肾内科临床的常见病和多发病,以尿频、尿急、尿痛和尿意不尽等膀胱激惹症状为突出临床表现。中医认为淋证即小便频数短涩,滴沥刺痛,欲出未尽,小腹拘急,或痛引腰腹者称之。历代医家一般将淋证分为 5 种,即气淋、血淋、石淋、膏淋、劳淋,故合称"五淋"。西医泌尿系统疾病中的一部分病证可隶属其范畴之中,包括膀胱炎、尿道炎、肾盂肾炎、输尿管结石、肾结石等。淋证之名,始见于《黄帝内经·素问》,并且记载:"其病中热胀,小便黄赤,甚则淋。"后汉代张仲景在《金匮要略》中称为"淋秘":"淋之为病,小便如粟状,小腹弦急,痛引脐中。""热下焦者,则尿血,亦令淋秘不通。"提示淋证是以小便淋漓不爽、尿道刺痛为主要临床症状。《千金要方》提出"五淋"之名,《外台秘要》指出了五淋的内容:五淋即为石淋、气淋、膏淋、劳淋、热淋也,现代中医临床仍沿用五淋之名。

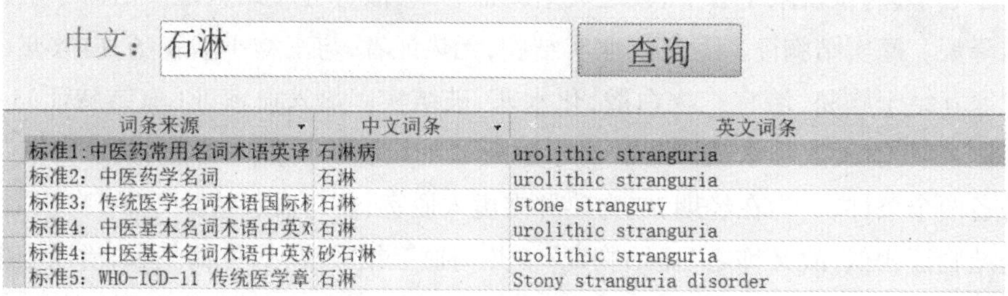

词条来源	中文词条	英文词条
标准1:中医药常用名词术语英译	石淋病	urolithic stranguria
标准2: 中医药学名词	石淋	urolithic stranguria
标准3: 传统医学名词术语国际标	石淋	stone strangury
标准4:中医基本名词术语中英对	石淋	urolithic stranguria
标准4: 中医基本名词术语中英对	砂石淋	urolithic stranguria
标准5: WHO-ICD-11 传统医学章	石淋	Stony stranguria disorder

图 6.16　石淋

根据中华人民共和国中医药行业标准《中医内科病证诊断疗效标准》(2016 年)中石淋的诊断依据、证候分类、疗效评定,石淋由湿热久蕴,煎熬尿液成石,阻滞肾系,指泌尿系结石。诊断依据:①发作时腰腹绞痛,痛及前阴,面色苍白,冷汗,恶心呕吐。可伴有发热恶寒,小便涩痛频急,或有排尿中断。②肉眼可见血尿,或小便有砂石排出。③尿常规检查有红细胞。④做肾系 B 超检查或 X 射线腹部平片、肾盂造影等可明确结石部位。必要时做膀胱镜逆行造影。证候分类:①下焦湿热,腰腹绞痛,小便涩痛,尿中带血,或排尿中断,解时刺痛难忍,大便干结。舌苔黄腻,脉弦或数。②下焦淤滞,腰痛发胀,少腹刺痛,尿中夹血块或尿色暗红,解时不畅。舌质紫黯或有瘀斑,脉细涩。③肾气亏虚,腰腹隐痛,排尿无力,少腹坠胀,神倦乏力,甚则颜面虚浮,畏寒肢冷。舌体淡胖,脉沉细弱。④肾阴亏虚,头晕目眩,耳鸣,心烦咽燥,腰酸膝软,舌红苔少,脉细数。疗效评定:①治愈,砂石排出,症状消失,X 射线摄片结石阴影消失。②好转,症状改善,X 射线摄片结石缩小或部位下移。③未愈,症状及 X 射线检查结石无变化。

根据以上文献分析石淋的病名含义,再来分析石淋的英译文"urolithic stranguria""stonestrangury""stony stranguria disorder"。在《新牛津英语词典》中 strangury 的释义为:a condition caused by blockage or irritation at the base of the bladder, resulting in severe pain and a strong desire to urinate,指的是由膀胱底部阻塞或刺激引起的病症,导致剧烈疼痛和强烈的排尿欲望。Urolithic 为尿结石的,为西医词汇。如果采用"urolithic stranguria"翻译石淋,完全是西医的词语,容易使读者用西医的思维去思考,所以在翻译上采用"stone strangury",直译+借用西医词汇的方法,一是采用直译法可以展现出中医命名的特点,二是可以帮助读者理解石淋的含义,既保留了中医的话语权,又传递了中医病名的含义。但是为了保持术语翻译的一致性和系统性,建议将"stone strangury"改为"stone strangury disorder"。

6.2.17 肾著的英译文

从图 6.17 可以看出,肾著病名同时被两部标准收录,英文分别是"affection of kidney by cold-dampness"和"kidney stagnation disorder"。肾着病首见于《金匮要略·五藏风寒积聚病脉证并治》,其原文为"肾着之病,其人身体重,腰中冷,如坐水中,形如水状,反不渴,小便自利,饮食如故,病属下焦,身劳汗出,衣里湿冷,久而得之,腰以下冷痛,腹重如带五千钱,甘姜苓术汤主之"。"肾着之病"的临床表现为"其人身体重,腰中冷,如坐水中,形如水状,反不渴,小便自利,饮食如故,病属下焦……腰以下冷痛,腹重(《脉经》《千金要方》中为'腰重')如带五千钱"。"腰中冷""腰以下冷痛,腹重如带五千钱"等,初看均是腰部的症状,与肾之本脏无关,实则不然。因"邪之所凑,其气必虚""有诸内必形于外"。由于肾阳不足,不能温煦、卫外导致寒湿内侵其外府之筋脉肌肉,故见"其人身体重""腰中冷""如坐水中,形如水状""腰以下冷痛"等肾之外府腰部的症状。其本依然为肾,而腰仅为其标。肾着病用甘姜苓术汤治疗,该方又名肾着汤,其药物组成包括干姜、甘草、白术、茯苓,有温阳散寒、健脾化湿的作用。如果说六味地黄丸是三补三泻,那甘姜苓术汤就是二补二泻:甘草配干姜辛甘化阳,白术配茯苓淡渗利水,而在补泻当中又以补为主,与前述病机特点一致。除此之外,由于久病不宜大补,故用味甘的甘草缓和诸药;由于阴虚,故不用附子等。通过对其用药分析可知,张仲景用甘姜苓术汤实是在治肾。由于肾着病的发病、临床表现、用药等都与肾相关,故其名为肾着病[71]。

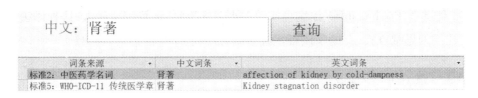

图 6.17　肾著

关于"肾著"的翻译,英文分别是"affection of kidney by cold-dampness"和"kidney stagnation disorder"。基于前文对"肝著"病名的翻译讨论,为了保持中医术语英译文的一致性和系统性,建议"肾著"翻译为"kidney stagnation disorder"。

6.2.18 尿崩的英译文

从图 6.18 可以看出,尿崩同时被两部标准收录,中文病名完全一致,英译文存在差异,分别为"profuse urine""flooding urine disorder"。

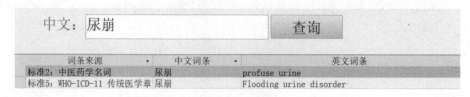

图 6.18　尿崩

通过文献查阅,发现在西医里,有病名 diabetes insipidus,简称 DI,中文名为尿崩症,是指精氨酸加压素(又称抗利尿激素)严重缺乏或者部分缺乏(称为中枢性尿崩症),或肾脏对精氨酸加压素不敏感(肾性尿崩症)致肾小管重吸收水的功能障碍,从而引起多尿、烦渴、多饮与低比重尿和低渗尿为特征的一组综合征。临床表现为多饮、多尿、烦渴、低比重尿,西医多采用激素替代疗法,患者需要终身服药。中医对本病没有明确的论述,然《诸病源候论》中指出"夫消渴者,渴不止,小便多是也",与尿崩症的多饮、多尿症状相符,因此历代医家认为本病当属中医"消渴"范畴。多是由先天禀赋不足,饮食失节,情志失调,劳欲过度所致。经过历代医家的完善和补充,中医对尿崩症的病因病机、辨证论治不断完善[72]。尿崩症在中医学尚无特定的病名,在《金匮要略》中有"男子消渴,小便反多,以饮一斗,小便一斗,肾气丸主之"的条文,据此,许多医家认为:尿崩症属于中医学消渴症中的上消和下消的范畴。

基于以上文献分析,尿崩是中医原有病名还是西医病名翻译过来的中文病名,值得探究。两部标准收录病名时将尿崩作为中医病名进行收录,译文分别为"profuse urine""flooding urine disorder"。Profuse 一词有很多的,大量的意思;但是不如 flooding 一词形象,flood 是洪水,flooding urine 比喻小便像洪水一样流量、流势都比较大,这种译法符合中医取象比类的思维方式,有助于读者掌握中医思维,利于中医的对外传播。

6.2.19　遗尿的英译文

从图 6.19 可以看出,遗尿病名同时被两部标准收录,中文病名基本一致,英译文分别是"enuresis""enuresis disorder"。遗尿症是指 3 岁以上小儿不能从睡眠中醒来而反复发生无意识排尿行为,每周超过一定次数,持续至少 3 个月[73],是儿科常见病,严重影响儿童的身心健康及生长发育。遗尿症属于中医学"遗尿""遗溺""尿床"等范畴。"遗溺"一词最早见于《素问·宣明五气论》:"膀胱不约为遗溺",《灵枢·本输》中亦载有"三焦者……入络膀胱,约下焦。实则癃闭,虚则遗溺。遗溺则补之,癃闭则泻之"。历代医家对遗尿症的病因病机及治疗认识各不相同,大多数医家认为本病发生的原因是肾与膀胱虚寒导致膀胱不约,也与肺、脾、心、肝、三焦等脏腑有关。

　　基于以上文献分析遗尿的英译文,由于遗尿与西医词汇有完全对应的词汇,故遗尿的翻译可直接借用西医词汇"enuresis disorder"。

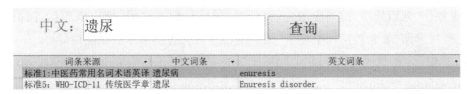

图 6.19　遗尿

6.2.20　癃闭的英译文

　　从图 6.20 可以看出,癃闭同时被 5 部标准收录,中文病名基本一致,有"癃闭病"和"癃闭"。英文翻译有"ischuria; retention of urine""retention of urine""dribbling urinary block(disease)",标准 4 和标准 1 的译文一致;标准 5 和标准 3 的译文一致;由此可以推断,根据标准颁布的时间分析,标准 4 和标准 5 有参考前面颁布的标准,显示了标准的传承性;但也显示出标准译文的停滞性。如果译文正确,被接受度高,该译文能被传承有益于中医话语权的构建;但如果译文不恰当,后期标准仍延续前面标准,会导致不恰当译文被持续使用,不益于中医话语的准确传播。这也从侧面说明,中医术语标准译文的研究不能停滞,需要不断纠正修订。

词条来源	中文词条	英文词条
标准1:中医药常用名词术语英译	癃闭病	ischuria;retention of urine
标准2: 中医药学名词	癃闭	retention of urine
标准3: 传统医学名词术语国际标	癃闭	dribbling urinary block(disease)
标准4:中医基本名词术语中英对	癃闭	ischuria;retention of urine
标准5:WHO-ICD-11 传统医学章	癃闭	Dribbling urinary block disorder

图 6.20　癃闭

　　癃闭含义的文献分析:《黄帝内经》中有"癃""闭癃""癃闭""小便闭""不得小便"等别称。如《素问·六元正纪大论》曰:"民病咳嗌塞,寒热发,暴振溧癃闭,清先而劲。"《灵枢·本输》说:"三焦实则闭癃,虚则遗溺。"《素问·宣明五气》曰:"膀胱不利为癃,不约为遗溺。"《素问·五常政大论》曰:"其病癃闭,邪伤肾也。"《灵枢·经脉》说:"膀胱胀者,少腹满而气癃。"《素问·标本病传论》说:"膀胱病小便闭。"阐明了癃闭的病位在膀胱,与肾、三焦关系密切。癃闭以小便量少,甚则小便闭塞不通为主要临床症状,其中小便不利、点滴短少、病势较缓者为"癃";小便闭塞、点滴不通、病势较急者为"闭"。癃与闭,均以小便排出困难为主,区别在于程度不同。

癃闭在临床中很常见,各种原因所引起的急、慢性尿潴留和少尿、无尿均可以癃闭来辨证论治,好发于膀胱、男性前列腺等疾病过程中。"癃"应该包括慢性尿潴留、神经性尿闭、尿道损伤、尿道狭窄、前列腺增生、脊髓炎、尿道肿瘤等,"闭"则应该包括各种原因引起的急性尿潴留,如膀胱括约肌痉挛、尿道结石、产伤、腹部手术后尿潴留等[74]。

基于以上文献分析来讨论"癃闭"的英文翻译"ischuria;retention of urine""retentionofurine""dribbling urinary block(disease/disorder)"。"ischuria;urinary retention, also known as ischuria,is an inability to completely empty the bladder",相当于"retentionof urine"。因此"ischuria;retention of urine""retentionofurine"都不是恰当的英文翻译,语义与癃闭不对应。Dribbling urinary block(disease/disorder)很巧妙地表达出了癃闭的程度特点。

6.2.21　关格的英译文

从图6.21可以看出,关格同时被5部标准收录,中文病名基本一致,分别是"关格病"和"关格"。英译文分别是"anuria with vomiting""anuria and vomiting""block and repulsion(disease)""anuria and vomiting""block and repulsion disorder"。标准4的译文和标准2的译文一致,标准5的译文和标准3的译文一致。根据标准颁布时间的早晚顺序可推断,标准4和标准5都有参考前面颁布的标准,并且标准5 ICD-11参考标准3的译文数量较多,考虑到都是WHO颁布的标准,故前后参考的翻译词条较多些。但是,在参考的过程中能推陈出新最好,因为标准需要不断修订完善,一味地照搬不利于中医术语的对外沟通和交流,在传播的过程中可能丢失中医的原义。

词条来源	中文词条	英文词条
标准1:中医药常用名词术语英译	关格病	anuria with vomiting
标准2:中医药学名词	关格	anuria and vomiting
标准3:传统医学名词术语国际标	关格	block and repulsion(disease)
标准4:中医基本名词术语中英	关格	anuria and vomiting
标准5:WHO-ICD-11传统医学章	关格	Block and repulsion disorder

图6.21　关格

"关格"的文献分析:"关格"始见于《黄帝内经》,指脉象以及病理状态,此时并非病名。《难经》在此基础上又提出关格为"覆脉""溢脉"之脉理。其作为病名被正式提出,首见于汉代张仲景《伤寒论》,指小便不通兼见呕吐之病证。此后,"关格"均为病证之名,然所指之证候亦有所不同。明清时期,各医家的认识较统一,认为关格为小便不通兼呕吐不止或大小便俱不通兼呕吐不止。历代医家对于关格之理解有所不同,经整理,关格之义有四,即脉象、脉理、病理、病名[75]。

此处主要讨论"关格"作为病名之义的含义。自《伤寒论》，关格均作为病名被诸医家使用，但其所代指之证候表现不同，含义有五：小便不通，兼见呕吐，《伤寒论》中"平脉法"第二篇曰"关则不得小便，格则吐逆"。提出关格的主症为小便不通兼呕吐不止，属危重证候。后世医家多遵此说，如明代龚廷贤《寿世保元》、清代程国彭《医学心悟》。大小便不通，隋代巢元方《诸病源候论》曰："关格者，大小便不通也。"其指出关格是大小便俱不通的疾病。大小便不通，兼见呕吐，南宋张锐《鸡峰普济方·关格》记载有用大承气汤治疗关格之医案，其提出关格为"吐逆，大小便不通"。清代冯楚瞻《冯氏锦囊秘录》亦沿用此说，曰"关者，二便俱秘，下不得出也。格者，吐逆水浆，上不得入也"。指出大小便不通为关，呕吐不能食为格。呕吐先作，继而大小便不通，清代费伯雄《医醇賸义》言"始则气机不利，喉下作梗；继则胃气反逆，食入作吐；后乃食少吐多，痰涎上涌，日渐便溺艰难"。其指出关格是呕吐先作，渐见大小便不通之病，系噎膈的严重阶段。虚劳之别名，明代张景岳《景岳全书·关格》曰："是虽与劳损证若有不同，而实即劳损之别名也。"而后世未沿用此说，亦有医家提出关格非虚劳也，如《医略十三篇·关格考》。由此，关格作为病证的含义则有 4 种：①呕吐和小便不通互见；②呕吐和大小便不通互见；③为劳损之别名；④大、小便皆不通。一般认为小便不通曰关，呕吐不止曰格，小便不通与呕吐不止并见的曰关格，凡上述二症并见的可称为关格病。现代医学中各种疾病导致急、慢性肾衰竭的可参照本篇研论关格病进行辨证论治。关格一证，含义甚多，但现在一般遵从张仲景关格为小便不通兼有吐逆之病证说。

"关格"的英译文分析：5 个标准中关格的译文有 3 种不同的译文，分别是"anuria with vomiting""anuria and vomiting""block and repulsion（disorder）"。"anuria with vomiting"和"anuria and vomiting"是采用了意义法将关格的含义症状翻译了出来，两者的差别是介词 with 和 and 的差别：①词性不同，with 是介词，而 and 是连词。②在句子中的作用不同，and 连接的词属于并列成分，A and B 中，A、B 是平行的；而 with 和后面的词构成"介词+宾语"的结构，A with B 中，A、B 是不平行的，A 是主要成分，B 则是附属成分。而关格的症状中小便不通和呕吐是平行的，不是主要成分和附属成分的关系，所以"anuria and vomiting"更恰当。"block and repulsion（disorder）"是采用了直译法，关有阻滞阻塞的含义，格有格拒的含义。"anuria and vomiting"和"block and repulsion（disorder）"的译法各有优势，"anuria and vomiting"让读者能快速掌握病名的含义，使中医内容的传播更直接快速，但是不利于中医病名命名思维的建立；"block and repulsion（disorder）"有利于读者用中医思维来理解中医病名的命名特点，但对病名含义的理解需要进一步学习和研究。从译语话语权角度出发，"block and repulsion（disorder）"更能体现中医的话语权，让读者带着中医思维进一步学习掌握中医的内容。

6.2.22　肾水的英译文

从图 6.22 可以看出，肾水同时被两部标准收录，中文病名完全一致。英译文存在差异,分别是"edema due to dysfunction of kidney""kidney edema disorder"。

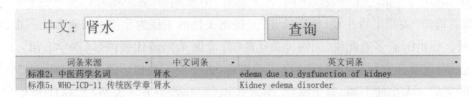

图 6.22　肾水

(1)"肾水"的文献分析:肾水作为病名,是五脏水肿病之一。主症为水肿、腹大、腰痛、足冷,阴囊潮湿多因肾阳虚不能化气行水所致。《金匮要略·水气病脉证并治》:"肾水者,其腹大,脐肿腰痛,不得溺,阴下湿如牛鼻上汗,其足逆冷,面反瘦。"水病源于真阳衰微,肾不能为胃司关门之职,故水聚而腹大脐肿;腰为肾之府,肾病则腰痛,肾与膀胱相表里,肾阳虚则气不化水,而小便不利;水留于前阴,故阴部湿润或囊肿;肾脉起于两足中,肾阳虚则失温煦之职,故足逆冷浮肿;五脏以肾为本,肾病则五脏气血不能荣养颜面,则见面形消瘦。总之,肾阳衰微则病危,肾阳复则病吉,得阳则生,失阳则死。肾水相当于现代医学中肾功能不全引起体内氮质及其他代谢产物潴留而致的尿毒症症候群。有学者认为阳微为肾水发病之因[76]。依据是中医认为参与人体水液代谢的脏腑主要有肺、脾、胃、肾、三焦、膀胱等。肺主气,有宣发肃降、通调水道、下输膀胱之功,故称肺为"水上之源";水谷入胃,由脾运化水湿,转输水谷之精微,故称"其制在脾";膀胱具有贮藏津液、气化、排尿之功,故称之为"州都之官,津液藏焉,气化则能出矣";三焦是水液升降的道路,通过气化发挥决渎作用,故有"水之入口,而出便者,必历三焦"之说;而肾脏为水脏,通过肾阳的气化功能,蒸化水液,升清降浊,清者复归于肺,布散全身,浊者由膀胱排出体外。可见肾阳气化作用贯穿于水液代谢的始终。如肾阳式微,气化功能失常,开阖不利,则聚水而从其类也。

(2)"肾水"的英译文分析:肾水英译文存在差异,分别是"edema due to dysfunction of kidney""kidney edema disorder"。2 个译文选词用词基本一致,在表达结构上不同,基于术语简洁性原则"edema due to dysfunction of kidney"较"kidney edema disorder"烦琐些。"kidney edema disorder"借用西医词汇 kidney 翻译中医肾,虽与中医肾的系统性内涵不太一致,但目前已基本达到约定俗成的效果,中医的五脏"心、肝、脾、肺、肾"分别翻译为"heart、liver、spleen、lung、kidney",体现术语的简洁性,读者可在先接受术语词汇的基础上,再进一步学习中医五脏体系的内在内容。根据肾水的文献分析,水不能采用直译翻译为 water,而是采用意译法,根据肾水的症状翻译为 edema,整体上翻译为 kidney edema,既保留了中医病名术语的话语,又翻译出了术语的病因和症状,达到了较好的传播质量。

6.2.23 疝气的英译文

从图 6.23 可以看出,疝气病名同时被标准 3 和标准 5 两部标准收录,中文病名基本一致,为"疝""疝气"。英译文完全不一致,分别是"genital disease""lower abdominal colic disorder"。

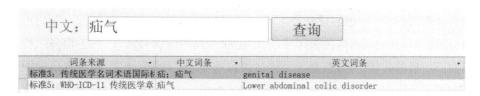

中文: 疝气   [查询]

词条来源	中文词条	英文词条
标准3: 传统医学名词术语国际标 疝; 疝气		genital disease
标准5: WHO-ICD-11 传统医学章 疝气		Lower abdominal colic disorder

图 6.23 疝气

(1)"疝气"的文献分析:疝气,俗称"小肠串气",是指肠腔的一段突出于腹壁、腹股沟或从腹腔下进入阴囊的疾病,在局部形成的肿块,即现代所称的疝气病。常见于腹股沟及阴囊部位。疝气属于临床常见病,多见于小儿、老年人及妊娠妇女,对患者身体及心理均有一定的危害,久延不愈更可危及生命。中医疝始出于《黄帝内经》,有冲、狐、溃、颓、厥、瘕、癃疝等名。中医"疝"系指狐疝、气疝,二者均指腹内部分肠段滑入阴囊,阴囊肿胀的疾患。阴囊肿痛、坠胀不适,每因恼怒或劳累过度而发者称为"气疝"。阴囊肿痛,时上时下,如狐之出没无常者称为"狐疝"。气疝病名首见巢元方的《诸病源候论》:"腹中乍满乍减而痛,名曰气疝也。"后世用以描述男子气郁囊中而致阴囊坠痛的疾患。狐疝,又名阴狐疝、狐疝风、小肠气。首见于《灵枢·五色》"男子色在于面王,为小腹痛,下为卵痛,其圆真为茎痛,高为本,下为首,狐疝溃阴之属也"。只指出狐疝为男性病之一。综上所述,气疝是针对致病因素而言,狐疝是针对临床特征而言。临症在治疗方面,至金代张子和对狐疝病的症状治疗做出了较为详细的论述。他在《儒门事亲》中说道:"狐疝其状如瓦,卧则入小腹,行立则出小腹入囊中。狐则昼出穴而溺,夜则入穴而不溺,此疝出入上下往来正与狐相类也。"并指出"亦与气疝大同小异"。"宜以逐气流经之药下之"。朱丹溪、张景岳对此病的认识与上相同。需指出的是:以狐狸之昼出穴而溺与夜入穴不溺类比,狐疝之阴囊时大时小显然欠妥,临证只需理解其精神即可。关于其治疗,《五十二病方》中有所论述,但只谈到溃疝、狐、未及狐疝,该书谈到以布裹阴囊,将囊置壶中及骑于垣上纳肾之法,表明祖国医学对疝气的治疗已积累了一定的经验,至现在仍有一定的指导意义。有学者以《黄帝内经》等古代医学典籍为主要依据,认为疝气的主要病位在肝,亦在脾、肾、任脉。中医理论中的整体观念,将疝气的具体病症灵活地审证求因,正确地辨清疝气病位,因人制宜,辨证论治,能够收到良好的临床疗效[77]。

(2)"疝气"的英译文分析:英译文完全不一致,分别是"genital disease""lower

abdominal colic disorder"。关于"genital disease",在《新牛津英汉双解大词典》中 genital 的释义为 of or relating to the human or animal reproductive organs(与人或动物)生殖器(有关)的,"genital disease"可理解为生殖疾病,与中医"疝气"病名含义不太对应。关于"lower abdominal colic disorder",在《新牛津英汉双解大词典》中 colic 的释义为 severe, often fluctu-ating pain in the abdomen caused by wind or obstruction in the intestines and suffered especially by babies(尤指婴幼儿)绞痛,急腹痛。"lower abdominal colic disorder"可理解为下腹部绞痛,通过翻译症状来表达病名疝气,但是这样的翻译没有突出中医病名的话语,让读者看到的是西医的临床症状,不能联想到中医病名疝气,因为很多疾病都可能出现下腹部绞痛的症状。因此,基于译语话语权角度,疝气的英译文,要在突出中医病名话语的基础上表达出疝气的含义,可翻译为 hernia disorder,符合术语的对应性、简洁性。

6.2.24　早泄的英译文

从图 6.24 可以看出,早泄同时被标准 1、标准 2、标准 3、标准 4、标准 5 收录,中文病名基本一致,为"早泄病""早泄"。英译文在标准 1、标准 3、标准 4、标准 5 中基本一致,都用到"premature ejaculation",标准 2 中用 prospermia。

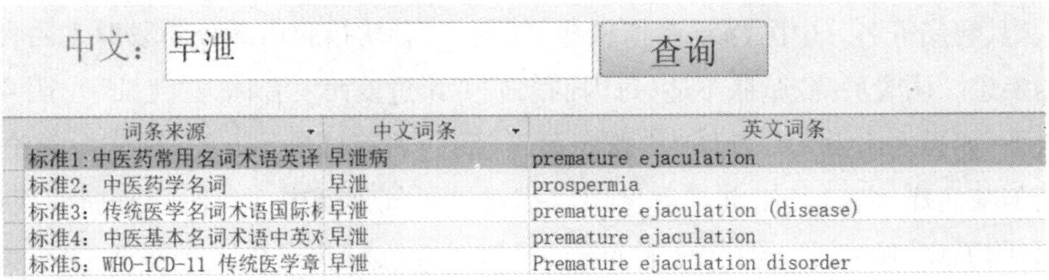

词条来源	中文词条	英文词条
标准1:中医药常用名词术语英译	早泄病	premature ejaculation
标准2: 中医药学名词	早泄	prospermia
标准3: 传统医学名词术语国际标	早泄	premature ejaculation (disease)
标准4: 中医基本名词术语中英x	早泄	premature ejaculation
标准5: WHO-ICD-11 传统医学章	早泄	Premature ejaculation disorder

中文: 早泄　　　　　查询

图 6.24　早泄

(1)"早泄"的文献分析:早泄是一种男性很常见的性功能障碍疾病,以阴道内射精潜伏期短,射精控制能力差,且伴随如苦恼、焦虑、躲避性生活等不良情绪为临床主要表现。中医对早泄认识由来已久,可归于"失精""鸡精""溢精"等范畴,明代万全的《万氏家传广嗣纪要》最早提出早泄病名,《沈氏尊生书》载有"未交即泄,或乍交即泄",准确描述早泄临床表现,且与现代定义较一致。《秘本种子金丹》曰:"男子玉茎包皮柔嫩,少一挨,痒不可当,故每次交合,阳精已泄,阴精未流,名曰鸡精。"解释了早泄发病由来。早泄之病机,《诸病源候论》记载:"肾气虚弱,故精溢也……肾藏精,今虚弱不能制于精,故因见闻而精溢出也。"《格至余论·阳有余阴不足论》曰:"精之固约在肾,而精之排出由肝所司。"两者指出肝肾亏虚,精关开阖失灵不能正常固摄以致早泄。清代沈金鳌《杂病源流犀烛·色欲伤源流》曰:"心火旺,肾水衰……疾于施泄。"清代陈士铎《辨证录·梦遗门》曰:"夫心喜宁静,不喜过劳,过劳则心动……盖肾之气必得心气相通,而始能藏精而不泄。"两者皆提出心火亢盛,肾水难以制衡,心肾不交,导致早泄。故临证常用滋阴降火,益肾填精;或交通心肾,育阴潜阳;或补益心脾,安神固精。

亦有学者认为早泄常见于青壮年,多无不适,非独肾虚,且随着现代人生活环境及生活作息的改变,早泄的病因病机也随之演变。基于中医理论且结合多年临床经验,认为除肝肾亏虚、水火不济、脾胃亏虚等证型之外,实邪为患或本虚标实夹杂更易导致早泄发生,其中因痰致病者屡见不鲜。从健脾化痰,滋阴化痰,温阳化痰,痰瘀并治方面出发,从痰论治早泄[78]。

(2)"早泄"的英译文分析:英译文分别是"premature ejaculation"和"prospermia"。其中4部标准采用的翻译是"premature ejaculation",1部标准选用的是"prospermia",两者都是西医病名术语,翻译成中文时对应的是早泄。因此,早泄在翻译成英文时,因为病名含义属于完全对应类型,故可采用借用西医词汇来进行翻译。目前,教材和数据库文献中用"premature ejaculation",缩写 PE,来表示早泄的频率较"prospermia"要多一些。此处,4部标准同时采用"premature ejaculation"来翻译早泄,基于此,建议早泄的英译文选用"premature ejaculation disorder"。此处需要说明一点,在早期西医传入中国时,也遇到英译汉的翻译问题,但是很多西医病名选用语义完全对应的中医病名来进行翻译,结果并不影响西医在中国的传播和接受。因此,在翻译中医病名时,遇到病名语义含义完全对应的情况时,可借用西医病名来翻译,既有利于译语读者接受理解,又传达了中医知识。

6.2.25　遗精的英译文

从图 6.25 可以看出,遗精同时被 5 部标准收录,中文病名基本一致,分别是"遗精病""遗精"。"遗精"的英译文,标准 1、标准 3 和标准 4 都翻译为"seminal emission",标准 2 翻译为"spermatorrhea",标准 5 翻译为"involuntary ejaculation disorder"。

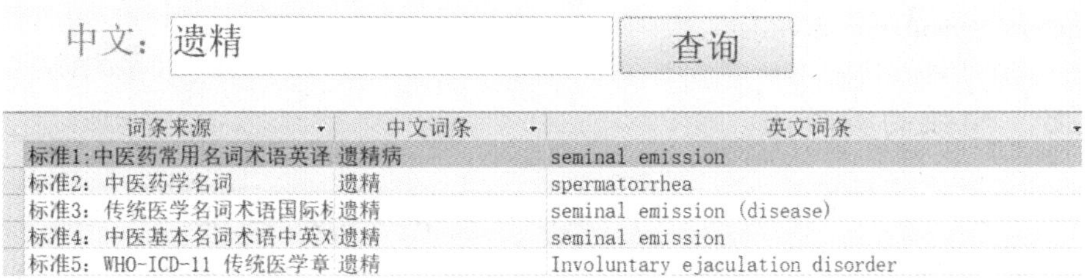

词条来源	中文词条	英文词条
标准1:中医药常用名词术语英译	遗精病	seminal emission
标准2:中医药学名词	遗精	spermatorrhea
标准3:传统医学名词术语国际标	遗精	seminal emission (disease)
标准4:中医基本名词术语中英对	遗精	seminal emission
标准5:WHO-ICD-11 传统医学章	遗精	Involuntary ejaculation disorder

中文:遗精　　查询

图 6.25　遗精

(1)"遗精"的文献分析:遗精是以不因性生活而精液遗泄为主症的一种疾病。多因肾虚封藏不固,或因君相火旺,湿热下扰精室所致。其中梦中遗精者称为"梦遗";无梦遗精甚至清醒时精液流出者,名为"滑精"。本病的记载,最早见于《黄帝内经》,《黄帝内经》称本病为"精时自下"。《灵枢·本神》曰:"恐惧而不解则伤精,精伤则骨酸痿厥,精时自下。"指出过度恐惧是遗精的重要成因。汉代张仲景称本病为"失精"。《金匮要略》曰:"夫失精家少腹弦急,阴头寒,目眩、发落、脉极虚芤迟,为清谷,亡血,失精。"并提出了遗精阴阳两虚证的证候及治疗方药桂枝加龙骨牡蛎汤,弥补了《黄帝内经》略于方药之不足。隋代巢元方称本病为"梦泄精",在《诸病源候论》中有"虚劳梦泄精候"记载:"肾虚为邪所乘,邪客于阴,则梦交接。肾藏精,今肾虚不能制精,则梦感动而泄也。"指出本病的病机有肾气虚弱和见闻感触。唐宋以后,多称为"遗精",并已有梦遗和滑精之分。宋代许叔微提出了"遗精"和"梦遗"的名称,在其所撰《普济本事方》载:"治遗精梦漏,关锁不固,金锁丹""大智禅师方,梦遗不可全作虚冷,亦有经络热而得之"。"滑精"之名出自明代王肯堂《证治准绳·遗精》,其曰:"因梦与鬼交为梦遗,不因梦感而自遗者为滑精,然总之为遗精也。"明确指出了以有梦和无梦区分遗精为"梦遗"和"滑精",作为统一病名,得到广泛认可,并沿用至今。遗精总由肾气不能固摄而引起。而导致肾气不固的原因多与情志失调、饮食不节、劳心太过、房劳过度、手淫斫丧等因素有关。病机多为心肾不交、劳伤心脾、湿热下注和肾虚不固。

(2)"遗精"的英译文分析:"遗精"的英译文有 3 种,标准 1、标准 3 和标准 4 都翻译为"seminal emission";标准 2 翻译为"spermatorrhea";标准 5 翻译为"involuntary ejaculation disorder"。"seminal emission: seminal emission refers to discharge of semen without sexual activity"指无性行为时的精液滑出,可理解为滑精。"nocturnal emission refers to ejaculation when dreaming"指做梦时的射精,可理解为梦遗。结合上面文献分析,遗精可分为梦遗和滑精,可分别翻译为"seminal emission"和"nocturnal emission"。"spermatorrhea: involuntary emission of semen without orgasm""involuntary ejaculation disorder""spontaneous ejaculation"都可以表达遗精的含义。几部标准中的翻译都表达了遗精的含义,但是为了中医术语译语体系的系统性和对应性,结合上文"早泄"的译文选词"premature ejaculation",建议将"遗精"翻译为"involuntary ejaculation disorder"或"spontaneous ejaculation disorder"。

6.2.26 阳强的英译文

从图 6.26 可以看出,阳强病名同时被标准 2、标准 3、标准 5 收录,中文病名完全一致。英译文分别是标准 2"persistent erection of penis"、标准 3"persistent erection"和标准 5"persistent erection disorder"。

(1)"阳强"的文献分析:阳强,又称强中、阴纵、筋疝、强阳不倒,是指阴茎易举,或久举不衰的病证。阳强轻者阴茎举而不甚久,重者勃起坚硬,久久不萎,触之则痛,甚则数天累月,乃至肿痛变色,愈后较差,或伴有精流不止。《诸病源候论》曰:"其或茎强不萎,精流不住,常如针刺,捏之则痛,病名强中。"阳强在《灵枢·经筋》中记载:"伤于热,则纵挺不收。"而后历代文献多归入消渴门中,《诸病源候论·消渴病诸候》曰:"强中病者,茎

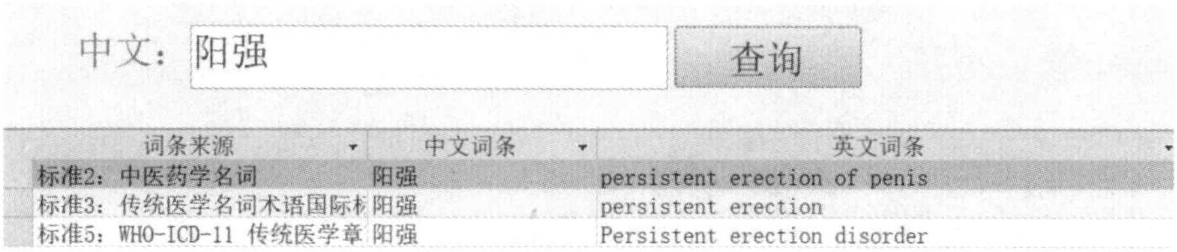

词条来源	中文词条	英文词条
标准2：中医药学名词	阳强	persistent erection of penis
标准3：传统医学名词术语国际标	阳强	persistent erection
标准5：WHO-ICD-11 传统医学章	阳强	Persistent erection disorder

图6.26　阳强

长兴盛不衰，精液自出。是由少服五石，五石热注于肾中，下焦虚。"《证治要诀·三消》："肾消为病，比诸为重，古方谓之强中，又谓之内消，多因恣意色欲，或饵金石。"阐述了阳强的致病多实热、湿热，或阴虚燥热所致。至清代陈士铎《辨证录》及《石室秘录》中，始将阳强专列强阳不倒门，乃成为专门病证，并认为本病与房事密切相关，提出了较为系统的治法方药，完善了论治阳强的理论。清代《傅青主男科·肾病门》中亦对阳强做了较详论述。至近代，随着中医男性学科的建立，阳强病证的辨治内容进一步发展和完善。阳强的病因病机主要为火热内盛、阴虚阳亢、湿热下注、败精阻窍、瘀血阻络。阳强多为阳证、实证、火证，所以一定忌投补气助阳燥热之品。论治阳强多用苦寒直折之法，但要慎重，中病即止或病退即止。

中医药在几千年的发展过程中对阳强的诊治积累了许多经验。近年来日趋增多的临床报道表明，中医药治疗本病亦取得了诸多成效，可使阴茎勃起消退，恢复良好的性功能，具有十分重要的临床意义。对于阳强的治疗，必先详审病机，辨证正确，立法才能得当。

(2)"阳强"的英译文分析：英译文分别是标准2"persistent erection of penis"、标准3"persistent erection"和标准5"persistent erection disorder"。译文"persistent erection of penis"中添加penis一词有重复含义，术语译文显得较为冗长。"persistent erection"和"persistent erection disorder"采用意译法将阳强的症状翻译出来，有利于读者接受阳强的含义，并能很好地与西医建立联系和对比。如果采用直译法，将"阳强"翻译为"yang strength"或者"yang stiffness"，很难让读者理解其含义，不利于传播。

6.2.27　不育的英译文

从图6.27可以看出，不育病名同时被标准2和标准5两部标准同时收录，且中文病名完全一致。英译文分别是标准2"sterility"和标准5"male infertility disorder"。

(1)"不育"的文献分析：古代医家针对男性不育症的病因病机、辨证施治的论述十分丰富。早在《周易》中就首次出现了"不育"之名，《黄帝内经》称男性不育症为"无子"，其中《素问·上古天真论》记载："丈夫八岁，肾气实，发长齿更……八八，则齿发去"，首次提出了以"肾"为轴心的男性生殖理论，同时还对男性的生理病理特点做出了系统论述。

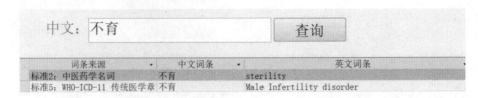

图 6.27　不育

巢元方的《诸病源候论》提出无子病由虚劳精少、精清如水而冷、精不射出等原因引发,中医文献也证实了绝大部分男性不育诊断是通过临床症状确定的。与男性不育相关的临床症状有"风虚目暗"(《千金要方·求子第一·七子散》),"精清如水,冷如铁"(《医心方·治无子法第一》),"阴痿不起"(《外台秘要·虚劳下二十九门·虚劳阴痿方七首》),"思虑太过,精神恍惚""小便清冷,阴下湿痒,少腹急"(《普济方·肾脏门·肾虚》),"身体肥大"(《辨证录·种嗣门》),"阳脱痿弱""阳痿不射"(《女科切要·广嗣论》),"原身细小,曾不举发""外肾只有一子或全无者""白浊""二窍具有"(《万氏家传广嗣纪要·择配》)等,历代医家对男性生殖理论进行了不断探索和完善,至现代中医学对男性不育症病因病机的认识及对诊断和治疗方法的运用已经达到了较高的理论和临床实践水平,如优辨证论治方案(以补肾为基本治法、补肾疏肝,精血同治、健脾益肾,先后天同治、补肾通络,祛湿化瘀)、丰富辨证论治手段(微观辨精与宏观辨证相结合;体质辨证)、整体调节全面康复的新目标、重视夫妻同治的新模式[79]。

(2)"不育"的英译文分析:英译文分别是标准 2"sterility"和标准 5"male infertility disorder"。Sterility 和 infertility,两者都可以表示不孕不育,infertility 一词更倾向于指女性的不孕,所以"不孕"可翻译为 infertility disorder。中医里不孕一般指的是女性,不育指的是男性,所以在翻译时,为了更完整地翻译中医词汇的含义,保持中医术语话语的系统性,可在前加上性别 male 来表示不育。

6.2.28　痹病的英译文

从图 6.28 可以看出,痹病同时被 5 部标准所收录,中文病名完全一致,为"痹病"。英译文分别是标准 1"impediment diseases;arthralgia";标准 2"arthralgia;bi disease";标准 3"impediment disease";标准 4"impediment disease;arthralgia";标准 5"joint impediment disorders"。

(1)"痹病"的文献分析:"痹"为较早的医学文字之一,"疒"指病,"畀"指"蒸架"。《黄帝内经·素问·痹证》明确阐明痹病的含义:"风寒湿三气杂至,合而为痹也。其风气胜者为行痹,寒气胜者为痛痹,湿气胜者为著痹也。"痹字在历代文献中出现频繁,其字面含义为痹阻不通,字典中多指病名或一系列疾病的总称。广义的"痹"泛指机体为病邪痹

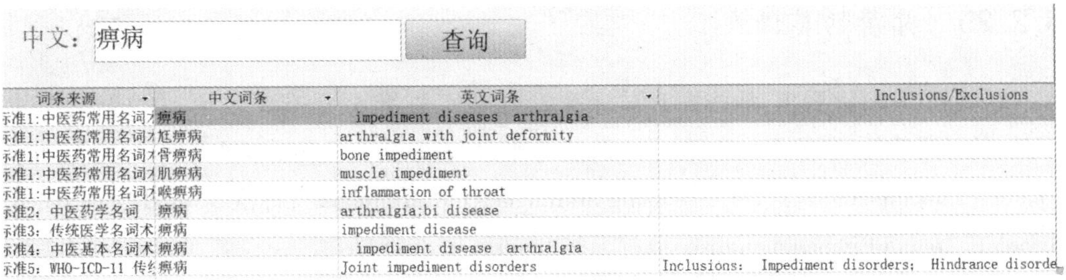

图 6.28　痹病

阻,而致气血运行不利或脏气不宣所发生的各种病证。狭义的"痹"则指痹证,指因风寒湿热等邪侵犯人体导致气血运行不畅,主要表现为筋骨、肌肉、关节发生疼痛、酸楚、麻木,以及关节肿大等病变。痹证主要分为风寒湿痹和风湿热痹,风寒湿痹主要包括风痹(行痹)、寒痹(痛痹)和湿痹(着痹或著痹)。此外,还有几个含有"痹"字的术语现在沿用较多。"喉痹"为阴阳升降之机失常所致,病在咽喉,表现为咽部疼痛或微痛,红肿或微红,咽干、咽痒、灼热感或异物感。"胸痹"指胸阳不振、气不运血或痰湿留滞胸中,导致胸中气血闭阻、经络血脉不畅,表现为胸满闷痛。由于胸中含有心肺二脏,因此"胸痹"比以心痛为主的"心痹"的范围广。

鉴于"痹"字中医术语英译的混乱,有学者遴选、整理《黄帝内经》3 个英译版本和 5 部中医双语字典中"痹"字的相关术语,通过调查问卷等实证方法考察不同层次外国目标读者对"痹"字相关术语不同英译法的反应与接受程度。以翻译目的论为理论指导,提出对于"痹"字相关中医术语的翻译并不能简单地一概而论,而应讲究语境、目的与受众[61]。

(2)"痹病"的英译文分析:由于中医术语标准是用来规范术语的使用,中医术语的制定是让各界学者参考运用,在运用的基础上达到交流传播的目的。基于中医走出去策略,考虑到中医话语权的建立,在"痹病"的几部英译文中,标准 1 为"impediment diseases;arthralgia";标准 2 为"arthralgia;bi disease";标准 3 为"impediment disease";标准 4 为"impediment disease;arthralgia";标准 5 为"joint impediment disorders"。"痹病"的译文,选用impediment,在《牛津英语词典》中 impediment:"(to sth)something that delays or stops the progress of sth",意为"妨碍、阻碍、障碍"。痹,有痹阻不通之意,不单单指关节疼痛之类。考虑到此处痹的含义主要指关节疼痛,arthralgia 是西医医学词汇表示关节疼痛,但是,选用 arthralgia 会使读者产生西医思维,不利于读者中医思维的建立,结合前文,"胸痹"的译文"chest impediment",与胸痹构词类似的心痹、喉痹等的译文 heart impediment、throat impediment 等,此处痹的翻译也选用 impediment 一词,同时为了突出关节痹的含义,在前面加上 joint。由此看标准 5 的译文 joint impediment,既保持了中医术语译文的系统性,也突出了中医病名术语的话语表达。

6.2.29 痛痹的英译文

从图6.29可以看出,痛痹同时被标准2、标准3、标准4、标准5收录,中文病名基本一致,为"痛痹""寒痹"。英译文分别是标准2"arthralgia aggravated by cold";标准3"painful impediment";标准4"agonizing arthralgia;cold arthralgia";标准5"cold impediment disorder""painful impedimentdisorder""cold hindrance disorder"。

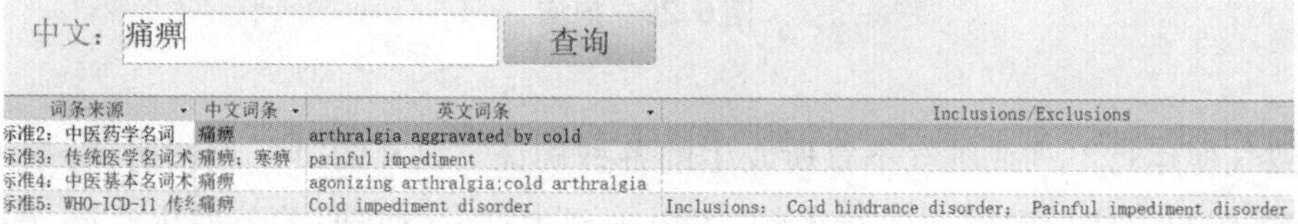

词条来源	中文词条	英文词条	Inclusions/Exclusions
标准2: 中医药学名词	痛痹	arthralgia aggravated by cold	
标准3: 传统医学名词术	痛痹; 寒痹	painful impediment	
标准4: 中医基本名词术	痛痹	agonizing arthralgia;cold arthralgia	
标准5: WHO-ICD-11 传染	痛痹	Cold impediment disorder	Inclusions: Cold hindrance disorder; Painful impediment disorder

（中文：痛痹 查询）

图6.29 痛痹

(1)"痛痹"的文献分析:《黄帝内经》中"痹"之含义甚广。就痹病而言,是指人体营卫气血失调,感受风寒湿等邪气,久留体内,致使经络、肌肤、血脉、筋骨气血运行不畅,乃至由浅入深,累及五脏六腑,气血闭塞不通,气滞血凝,出现肢体疼痛酸楚、麻木沉重、活动受限为特点的一类病证的总称。《黄帝内经》除有两篇专论"痹病"之外,还有40多篇有所论及,而且以"痹"为名之病证多达50余种。《黄帝内经》所论之痹,其内涵有四点:一为病在阴分的总称,如"病在阴者为痹"(《灵枢·寿夭刚柔》);二是专指闭塞不通之病机,如"一阴一阳结,为之喉痹"(《素问·阴阳别论》)及"食痹而吐"(《素问·至真要大论》)原文中的"痹",是病机意涵,故张介宾认为"是指闭塞之义"(《类经·卷十七·疾病类》);三是指顽麻不仁的症状,如"痹……不痛不仁者"(《素问·痹论》);四是指痛风历节病,即今之风湿病、关节肌肉疾病类。此正是丹波元简所谓《黄帝内经》中痹有四义:有为病在于阴之总称者,见于《寿夭刚柔》篇;有专为闭塞之义者,如食痹、喉痹是也;有为麻痹之'痹',王(王冰)注云'癓痹'者是也;有为痛风、历节之义,如本篇行痹、痛痹、著痹之类是也"(《素问识·卷五》)。总之,痹的含义不离乎闭塞、不通之义。"痹病"的临床辨证与分类如下。①病因分类。痹病的病因分类,就是根据所感风寒湿邪的比例的高低进行临床辨识的分类方法。如因"其风气胜""湿气胜""寒气胜"(即感染"风寒湿三气杂至"而为痹病时,风、寒、湿邪各自所占比例较大时),所罹患之病分别命名为风痹、寒痹、湿痹。②病性分类,是依据所患痹病的寒热属性进行临床辨识的分类方法。患者的体质类型常会影响病变性质,如"阳气少,阴气多,与病相益,故寒也……阳气多,阴气少,病气胜,阳遭阴,故为痹热"(《素问·痹论》)。痹病的寒热属性辨识分类有多重角色,还可归之于"病因分类",也可归之于"症状分类"。③症状分类。痹病的症状分类,就是依据所患痹病临床症状特点进行临床辨识的分类方法。如"行痹""痛痹""著痹""周痹""众痹"等。④病位分类。痹病的部位分类,就是依据痹病发生的具体病位而进行临床辨识的分类方法。《黄帝内经》在这一分类辨识的理念之下,将痹病分为五体痹(皮痹、肌痹、筋痹、脉痹、骨痹)、五脏痹(肺痹、心痹、脾痹、肝痹、肾痹)、六腑痹(胃痹、大肠痹、小肠痹、三焦痹、膀胱痹、胆痹)。

(2)"痛痹"的英译文分析:"痛痹"的英译文分别是标准2"arthralgia aggravated by cold";标准3"painful impediment";标准4"agonizing arthralgia;cold arthralgia";标准5"cold impediment disorder""painful impediment disorder""cold hindrance disorder"。结合上面的文献分析,"痛痹"属于痹证分类的症状分类。因此在翻译时考虑到前文"胸痹"和"痹"的英译文,为了保持中医术语译文的一致性、系统性,此处建议将"痛痹"直译为"painful impediment disorder","寒痹"直译为"cold impediment disorder"。由于寒痹为病因分类,痛痹为症状分类,寒邪导致的痹证常为寒痹,所以寒痹和痛痹经常互用。

6.2.30　行痹的英译文

从图6.30可以看出,行痹的中文病名被标准2、3、4、5收录,中文病名基本一致,即"行痹""风痹"。英译文分别是标准2"migratory arthralgia";标准3"moving impediment";标准4"migratory impediment""wind arthralgia";标准5"wind impediment disorder""moving impediment disorder""wind hindrance disorder"。

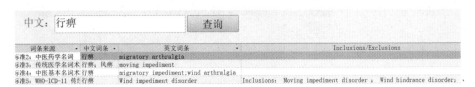

图6.30　行痹

结合前文"胸痹""痹""痛痹"的文献和译文分析,为了保持中医术语译文的系统性,此处"行痹""风痹"的译文,建议翻译成"moving impediment disorder"和"wind impediment disorder"。

6.2.31　着痹的英译文

从图6.31可以看出,着痹病名同时被标准3、标准4、标准5收录,中文病名基本一致,分别是"着痹""湿痹"。英译文分别是标准3"fixed impediment";标准4"fixed arthralgia""dampness arthralgia";标准5"dampness impediment disorder""dampness hindrance""fixed impediment disorder"。

结合前文"胸痹""痹""痛痹""行痹"的文献和译文分析,为了保持中医术语译文的系统性,此处"着痹""湿痹"的译文,建议翻译成"fixed impediment disorder""dampness impediment disorder"。

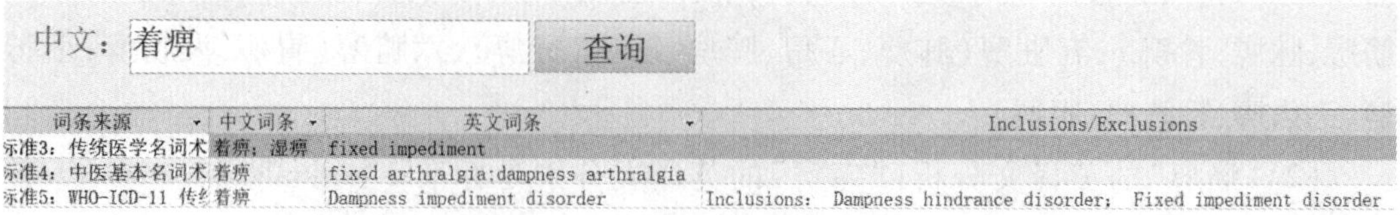

图 6.31 着痹

6.2.32 痿证的英译文

从图 6.32 可以看出,痿证病名在标准 5 中,收录为"痿证",在其余 4 部标准中收录为"痿病"。故作为一个病名进行统计比较分析。英译文分别是标准 1 "atrophy - flaccidity";标准 2 "flaccidity disease";标准 3 "wilting disease";标准 4 "atrophy-flaccidity disease";标准 5 "wilting disorder"。

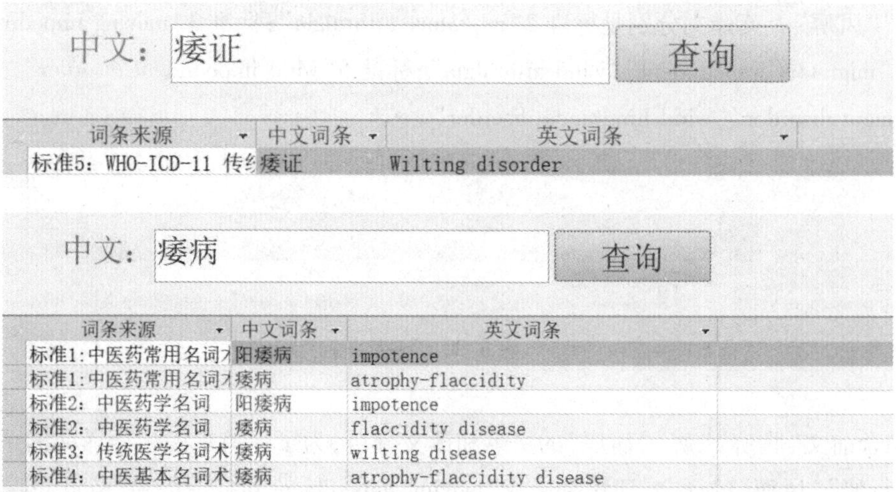

图 6.32 痿证

(1)"痿证"的文献分析:中医痿病最早在《黄帝内经》中出现,《素问》中提到"因于湿,首如裹,湿热不攘,大筋软短,小筋弛长,软短为拘,弛长为痿。"而金代的张子和以"弱而不用者为痿"。《证治准绳》中写道"痿者,手足痿软而无力,百节缓纵而不收也"。清代高天宗在对《素问·痿论》注解时写道"痿者,四肢痿弱,举动不能,如委弃不用之意。躄,两足废弛也"。清代林佩琴则进一步指出"痿者,肢弱而无力,筋弛而不收,为热伤血脉之症"。清代王旭高提出"痿者,两足痿弱不能行也"。综上,各代医家对痿病的认识大同小异,即痿病是以筋肉无力,运动不能,肢体不能随意运动为主要临床表现的疾病。古代痿证的含义主要分两层:一是广义痿,是指以功能衰退甚至痿弱不用为症状的疾病,如足痿、脏痿、偏枯、阳痿等；二是狭义痿，指足痿。前者的范围要广于今之痿病；而后者单就发病部位来讲，较今之痿病范围窄，但是就临床特点而言，又包括了今之痿病之外的硬瘫。古代痿证和今之痿病在概念上是有差别的，虽然古今都有"痿证"一词，但是它们的内涵与外延皆有区别。今之痿证，根据《中华人民共和国中医药行业标准·中医病证诊断疗效标准》（1994 年）又称"痿病"，其定义为："痿病是由热邪伤津，或气阴不足，而致经脉失养，以肢体软弱无力、经脉弛缓，甚则肌肉萎缩或瘫痪为主要表现的肢体病征。"痿病可累及全身多处肌肉，但也有些患者仅发病于身体的某一部位，如重症肌无力眼肌型患者的发病部位可以仅局限于眼部。西医学的多发性神经炎、急性脊髓炎、进行性肌萎缩、重症肌无力及其他中枢神经系统感染并发软瘫的后遗症等疾病均属中医痿病范畴。

痿与痹有诸多相似，隋唐至北宋时期，痿多被列入风门，风痿同论。痿病的专篇论述甚少，东汉许慎《说文解字》云："痿，痹也。"《诸病源候论》云："夫风寒湿三气合为痹。病在于阴，其人苦筋骨痿枯，身体疼痛，此为痿痹之病，皆愁思所致，忧虑所为。"然而，历代医家对痿与痹的认识上意见并不统一，明代吴昆在其著作《医方考》中提到"痿痹二病也"，《黄帝内经》亦有称痹为痿者，故而为一。

金代张子和写道"四末之疾，动而或痉者为风，不仁或痛者为痹，弱而不用者为痿，逆而寒热者为厥，此其状未尝同也。"明确指出了痿与痹的不同之处。朱丹溪承张子和之说，力纠"风痿混同"之弊。清代吴谦《医宗金鉴》写道"痿病足兮痹病身，仍在不疼痛里分，但观治痿无风药，始晓虚实别有因"及"痿痹之证……痿病两足痿软不痛，痹病通身肢节疼痛"，认为痿痹的主要鉴别点在于痛与不痛。自金元之后，医家逐渐倾向于痿痹并非同一疾病，并把痿与痹的不同之处说明呈现给后世。

（2）"痿证"的英译文分析："痿证"的英译文分别是标准 1"atrophy-flaccidity"；标准 2"flaccidity disease"；标准 3"wilting disease"；标准 4"atrophy-flaccidity disease"；标准 5"wilting disorder"。结合前文对"肺痿"的文献和译文分析，在《牛津英语词典》中，atrophy 的释义为：the condition of losing flesh, muscle, strength, etc. in a part of the body because it does not have enough blood，指的是缺失血液营养引起的身体失去肌肉力量等的情况；比如 brain atrophy 脑萎缩；muscular atrophy 肌肉萎缩；lung atrophy 肺痿。建议此处痿证翻译为 atrophy disorder。

6.2.33　高风内障的英译文

从图 6.33 可以看出，高风内障同时被标准 1、标准 3、标准 4、标准 5 收录，病名基本一致，分别为"高风内障""高风内障（雀目）"。英译文分别为标准 1"pigmentary degeneration of retina"；标准 3"retinopathy pigmentosa"；标准 4"high-wind internal visual obstruction（pigmentary retinopathy）"；标准 5"night blindness disorder""nyctalopia disorder"。

中文：	高风内障		查询

词条来源	中文词条	英文词条	Inclus
标准1:中医药常用名词术	高风内障	pigmentary degeneration of retina	
标准3:传统医学名词术	高风内障	retinopathy pigmentosa	
标准4:中医基本名词术	高风内障	high-wind internal visual obstruction(pigmentary retinopa	
标准5:WHO-ICD-11 传统	高风内障［雀目］	Night blindness disorder	Inclusions: Nyctalopia disorder

图6.33　高风内障

（1）"高风内障"的文献分析："高风内障"又称"雀目"。"雀目"病名首见于《诸病源候论》，主要表现为昼视通明，夜视不清，日久视野逐渐缩窄，甚至全不见物。《世医得效方》分为高风雀目和肝虚雀目，高风雀目多因先天禀赋不足所致，肝虚雀目多责后天失养。隋代巢元方在《诸病源候论·目病诸候》中首先提出雀目病名并叙述了本病的临床表现："人有昼而睛明，致暝则不见物，世谓之雀目。言其如鸟雀，瞑便无所见也。"尔后历代医家均有详细论述。有从病状命名者如雀盲（《千金要方》）、黄昏不见（《银海精微》）、鸡盲（《证治准绳》）、雀目内障（《医宗金鉴》）、雀目昏睛（《眼科统秘》）；有从病因病机命名者，如阳衰不能抗阴之病（《原机启微》）、阴风内障（《目科正宗》）。俗称鸡蒙眼、鸡摸眼、夜盲。雀目的早期主要表现为昼视通明，夜视不清，病情逐渐加重，日久白昼亦视物模糊，视野逐渐缩窄，甚则全不见物。如唐代托名孙思邈著《银海精微·黄昏不见》曰："人之两目至日落西之时渐渐不见，亦系内障，俗谓之鸡蒙眼也。"明代袁学渊分别阐述了鸡盲与雀目的不同表现："高风雀目内障……肝火壅盛，致伤于目，黄昏易物至点灯，全不见物，渐渐昏朦，视物惟见直上之物"（《秘传眼科七十二症全书·高风雀目内障》）；"鸡盲与雀目不同，至此时黄昏，则不见物；至点灯时又见物。雀目者，黄昏见物，点灯时全不见物，故此分为两症。鸡盲者，惟视直下之物；雀目者，惟视直上之物"（《秘传眼科七十二症全书·肝虚鸡盲内障》）。元代无名氏著《明目至宝·肝虚雀目》，该书将小儿雀目患者称作疳名："雀目生来甚脑情，小儿患此曰疳名。肝脏虚劳为此病，点灯时分没光明。花乱起，或头痛，年深不料患双盲。初患之时须服药，倦医不疗暗双盲。"清代黄庭镜《目经大成·阴风障五十六》对本病症候论述最为精辟："大道行不去，可知世界窄，未晚草堂昏，几疑天地黑。心迹非无素，双睛绝尘墨，何以蔽幽光，惺惺重侧侧。潍川古疾民，元气能培植，相识半盲人，共子度晨久。秋风哭不成，浩歌响岩石。"有学者对"雀目"的病因病机归纳为先天禀赋不足和七情劳逸饥饱为主要病因；阳气不能抗阴为病机关键；发病脏腑在肝肾，阴血亏虚亦致病。雀目的疗效不佳，预后较差。故《明目至宝·肝虚雀目》曰："高风雀目证同前，形状其间有异偏。到黄昏昏不见，经年瞳子似珠圆。高风候，古今传，莫贪口味色心牵。灵丹妙药能医治，便是人间快活仙。"说明本病日久形成"青盲"导致"瞳子似珠圆"。明代傅仁宇《审视瑶函·高风内障》指出本病常致双盲和痞塞为中满："高风俗是鸡盲，为类朱鸡夜不明，因损元阳真气弱，亦能致祸勿言轻，能知变理不知自宁,不知戒忌何止双盲,阴阳痞塞为中满,不久魂飞入北溟。"《目经大成·阴风障五十六》云:"人而阳气不胜阴,则气必下陷,阳气下陷则阴气上腾,纵有不光月色,终不能睹。急用春阳回令丸、四神丸各一料,早晚量服。再汇升阳益阴上品好药,昼煎一剂,则精气春和,自然而愈。不则,变内障者有之,变青盲者有之。若骄恣不遵戒慎,或衣食不适口体,致阴阳痞塞,为中满、中消而死者,患者其毋忽诸。"说明雀目会发生青盲,是引起盲目的关键因素;同时因阳虚不能胜阴,寒浊壅滞而"中满",气虚津血失运,即阳损及阴,胃燥津伤,发为"中消",均为重候。雀盲的临床表现以昼视通明,夜视不清,日久视野逐渐缩窄,全不见物为主;病因病机主要为先天禀赋不足和七情劳役饥饱所伤,病机关键为阳气不能抗阴,同时阴血亏虚、肝经风热亦致本病,发病的脏腑基础为肝肾亏虚;治疗以温阳益气、滋养阴血为主,同时注意清热平肝和活血化瘀。现代研究证明,雀目的发病尽管与精血不能上供濡养双目有关,但精血不能上供的根源在于阳气不能温运,阳气温运失司又可导致血脉运行迟缓,甚则瘀滞,故温阳益气是本病目前临床最为常用的治疗方法,而活血化瘀已渗透于辨证各型的治疗之中。

(2)"高风内障""雀目"的英译文分析:英译文分别为标准 1 "pigmentary degeneration of retina";标准 3 "retinopathy pigmentosa";标准 4 "high-wind internal visual obstruction(pigmentary retinopathy)";标准 5 "night blindness disorder""nyctalopia disorder"。"高风内障"是比较具有中医病名特色的病名,如果直接用西医病名来翻译,比如 pigmentary retinopathy(色素性视网膜病变)之类,采用意译法翻译症状,比如"night blindness disorder""nyctalopia disorder",则不能突出中医病名的命名特色。采用完全直译词语表面含义,比如"high-wind internal visual obstruction"则有些误导中医病名的含义。针对"雀目"的翻译,采用直译法翻译为"sparrow blindness disorder",既保留了中医病名的命名思维和命名特色,也传递了病名的含义。

6.2.34　胞肿如桃的英译文

从图 6.34 可以看出,胞肿如桃病名同时被 5 部标准收录,中文病名基本一致,分别是"胞肿如桃病""胞肿如桃"。英译文分别是标准 1 和标准 3 "inflammatory swelling of the eyelid";标准 2 "severe inflammatory edema of eyelid";标准 4 "peach-like swelling of eyelid; inflammatory edema of eyelid";标准 5 "inflammatory eyelid disorder"。

词条来源	中文词条	英文词条
标准1:中医药常用名词术语英译	胞肿如桃病	inflammatory swelling of the eyelid
标准2:中医药学名词	胞肿如桃	severe inflammstory edema of eyelid
标准3:传统医学名词术语国际标准	胞肿如桃	inflammatory swelling of the eyelid
标准4:中医基本名词术语中英对照照	胞肿如桃	peach-like swelling of eyelid;inflammatory edema of eyelid
标准5:WHO-ICD-11 传统医学章节(目	胞肿如桃	Inflammatory eyelid disorder

图 6.34　胞肿如桃

（1）"胞肿如桃"的文献分析：胞肿如桃为病证名，出自《银海精微》。是指以眼睑红赤热痛，高肿如桃，睑闭难睁为主要表现的眼病。《银海精微》载，"问曰：人之患眼胞睑壅肿如桃者，何也？答曰：此乃脾肺之壅热，邪客腠理，致上下胞睑如桃，痛涩泪出不绝之注桃目。治之用桃叶烘热，熨其肿处。宜服清凉散、羌活除风汤、蝉花散主之。"病因病机主要为脾肺壅热，邪客腠理所致。症状多见胞睑红赤焮肿，高起如桃李，泪热羞明，可兼白睛红赤，甚至珠疼头痛，寒热并作等。胞肿如桃治宜祛风清热，泻火解毒。内治可用散热消毒饮或仙方活命饮。外敷可用一绿散（《审视瑶函》方：芙蓉叶、生地黄）治疗。

（2）"胞肿如桃"的英译文分析：英译文分别是标准 1 和标准 3"inflammatory swelling of the eyelid"，标准 2"severe inflammatory edema of eyelid"，标准 4"peach-like swelling of eyelid；inflammatory edema of eyelid"，标准 5"inflammatory eyelid disorder"。在中医术语概念中没有炎症的概念，病名命名思维里面含有取象比类思维，"胞肿如桃"比喻人的眼睑红肿如桃，在西医看来是因为炎症性的肿胀，但中医追究病因方向是六淫外因，脏腑内因，居住饮食、虫兽咬伤、跌打损伤等不内不外因。据此分析，在翻译中医病名术语时，要把中医的术语命名思维翻译出来，读者的中医思维建立起来之后，对中医的认识和理解就会深入很多，会发现中医的整体性、中医的整体观。5 个标准中对"胞肿如球"的翻译，都有用到 inflammatory 一词，该词的含义是炎症，inflammatory 一词的使用，会把读者的思维引向西医思维，这样在寻求治疗时，可能会向消炎药方面考虑。因此，"胞肿如桃"的翻译建议采用标准 4 中"peach-like swelling of eyelid disorder"译文，采用直译法把胞肿如桃的症状翻译出来，同时也蕴含了中医的命名思维，表达了中医的话语。

6.2.35 胞虚如球的英译文

从图 6.35 可以看出，胞虚如球同时被 5 部标准收录，中文病名基本一致，为"胞虚如球病""胞虚如球"。英译文分别是标准 1 和标准 3"non-inflammatory edema of the eyelid"；标准 2"puffiness of eyelid"；标准 4"ball-like swelling of eyelid；non-inflammatory edema of eyelid"；标准 5"non-inflammatory eyelid disorder"。

中文：胞虚如球　　　查询

词条来源	中文词条	英文词条
标准1：中医药常用名词术语英译	胞虚如球病	non-inflammatory edema of the eyelid
标准2：中医药学名词	胞虚如球	puffiness of eyelid
标准3：传统医学名词术语国际标准	胞虚如球	non-inflammatory edema of the eyelid
标准4：中医基本名词术语中英对照国	胞虚如球	ball-like swelling og eyelid；non-inflammatory edema of eyelid
标准5：WHO-ICD-11 传统医学章节（目	胞虚如球	Non-inflammatory eyelid disorder

图 6.35 胞虚如球

（1）"胞虚如球"的文献分析：为病证名，见路际平《眼科临症笔记》。又名脾虚如球

(《证治准绳·杂病》)、悬球(清代黄庭镜《目经大成》卷二)。是指以眼睑肿胀,皮色正常,虚软如球而按之不痛为主要表现的眼病。症见胞睑水肿,虚起如球,无赤痛,喜按。胞虚如球多由脾虚夹湿或气血不足,虚火壅于气分所致。治疗方面,《张氏医通》卷八:"谓目睥浮肿如球也。以两手掌擦热拭之,少平,顷复如故。"治疗胞虚如球宜以补脾益气为主,辅以祛邪。可选用神效黄芪汤或补中益气汤加减治疗。

(2)"胞虚如球"的译文分析:英译文分别是标准 1 和标准 3"non-inflammatory edema of the eyelid";标准 2"puffiness of eyelid";标准 4"ball-like swelling of eyelid;non-inflammatory edema of eyelid";标准 5"non-inflammatory eyelid disorder"。结合上文对"胞肿如桃"的译文分析,从译语话语权角度出发,为了中医术语话语的系统性表达,建议"胞虚如球"的译文与"胞肿如桃"的译文对应,翻译为"ball-like swelling of eyelid disorder"。

6.2.36 混睛障的英译文

从图 6.36 可以看出,混睛障同时被标准 1、标准 2、标准 4、标准 5 收录,中文病名基本一致,分别是"混睛障病""混睛障"。英译文分别是标准 1"interstitial keratitis";标准 2"mixed nebula;interstitial keratitis";标准 4"murky eye nebula(interstitial keratitis)";标准 5"corneal opacity disorder"。

词条来源	中文词条	英文词条
标准1:中医药常用名词术语英译	混睛障病	interstitial keratitis
标准2:中医药学名词	混睛障	mixed nebula;interstitial keratitis
标准4:中医基本名词术语中英对照国	混睛障	murky eye nebula(interstitial keratitis)
标准5:WHO-ICD-11 传统医学章节(目	混睛障	Corneal opacity disorder

图 6.36 混睛障

(1)"混睛障"的文献分析:混睛障是指黑睛深层呈现一片灰白翳障,混浊不清,漫掩黑睛,障碍视力的眼病。本病名见于《审视瑶函》。又名混睛外障(《秘传眼科龙木论》)、气陷(《目经大成》)。病程经过缓慢,往往进行数月治疗,方能逐渐减轻,但多数仍留瘢痕而影响视力。本病与西医学之角膜基质炎相似。①病因病机:多因肝经风热或肝胆热毒蕴蒸于目,邪伏风轮,热灼津液,瘀血凝滞引起;或邪毒久伏,耗损阴液,肝肾阴虚,虚火上炎所致。②临床表现:初起怕热羞明,眼睑难睁,眼珠疼痛,视力下降,抱轮暗红或白睛混赤,黑睛深层呈圆盘状混浊,或混浊自中央或周边开始,逐渐漫掩整个黑睛,致黑睛晦暗无华,如磨砂玻璃状。细察之,隐约可见黑睛深层有灰白线条,赤脉自黑睛边际蔓入中心,最后侵及整个黑睛,呈现一片赤白混杂的翳障,严重影响视力,甚至难辨人物。经数月翳障可逐渐变薄,但不能全部恢复,遗留厚薄不等的翳障,影响视力。与黑睛病变同时,即可发生瞳神紧小或干缺,故须注意,以免处理不当,导致失明。《证治准绳·杂病·

七窍门》"混睛障证:谓漫珠皆一色之障也,患之者最多。有赤白二证,赤者易治于白者,赤者怕赤脉外爬,白者畏光滑如苔,有此二样牵带者,必难退而易发。若先因别证而生混障,则障去而原病见矣。若无别证,到底只是一色者,若混障因而犯禁触发者,则变证出,先治变证,后治本病。"

(2)"混睛障"的诊断依据:①黑睛深层混浊,灰白色,表面晦暗,呈圆盘状或从四周向中央发展,逐渐漫及整个黑睛。②黑睛深层有赤脉从边际向中央延伸,以至翳障呈暗红色,最后黑睛留下宿翳。③荧光素染色阴性。④眼痛、畏光、流泪、视力模糊。⑤做梅毒血清反应和胸透、OT 试验等检查有助于诊断。证候分类如下。①肝经风热:初起黑睛生翳混浊,抱轮红赤,眼疼,畏光,流泪,头痛。舌红,苔薄,脉浮数。②湿毒蕴结:黑睛漫珠混浊,赤脉伸入,呈毛刷状,黑睛后壁有沉着物,神水混浊,白睛混赤,眼痛、畏光、流泪、口干口苦,溲黄便结。舌红,苔黄腻,脉滑数。③阴虚火旺:黑睛混浊,呈斑片状,灰黄色,赤脉蔓入,位浅者呈分枝状,迁延日久,抱轮微红,干涩隐痛,口干咽燥,五心烦热。舌红少苔,脉细数。④脾虚气弱:黑睛灰白色混浊增厚,抱轮微红,视力模糊,肢楚乏力,纳呆便溏。舌质淡有齿痕,苔薄,脉细。疗效评定标准如下。①治愈:黑睛遗下宿翳、疼痛、畏光、流泪等诸症消除。②好转:黑睛翳障缩小、变薄,症状减轻。③未愈:黑睛翳障、症状无改善。

(3)"混睛障"的英译文分析:英译文分别是标准1"interstitial keratitis";标准2"mixed nebula;interstitial keratitis";标准4"murky eye nebula(interstitial keratitis)";标准5"corneal opacity disorder"。其中,标准1、标准2和标准4都用了 interstitial keratitis(间质性角膜炎),借用西医疾病术语来意译混睛障的含义,该译文不利于读者中医思维的建立,不利于中医话语的表达。标准2和标准4中用到 mixed nebula(角膜浑浊)和 murky eye nebula(眼角膜混浊),采用了直译法翻译症状。标准5中用到 corneal opacity disorder(角膜混浊病),借用西医眼科术语直译混睛障的症状,没有用到炎症等中医思维里面不存在的概念。因此,建议选用标准5中的译文来翻译"混睛障"。

6.2.37　耳鸣的英译文

从图 6.37 可以看出,耳鸣病名被标准 1 和标准 5 收录,中文病名基本一致,分别是"耳鸣病""耳鸣"。英译文基本一致,分别是"tinnitus""tinnitus disorder"。

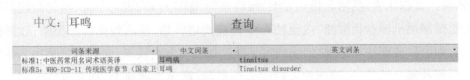

图 6.37　耳鸣

（1）"耳鸣"的文献分析：耳鸣指患者自觉耳内或头颅有鸣响而周围环境中并无相应声源或电刺激存在的一种主观感觉，常继发心烦、睡眠困难、焦虑、抑郁等症状[80]。中医对于耳鸣的认识，主要有 8 个学说：五运六气学说、风邪外袭学说、肝胆火热学说、痰火郁结学说、阳盛内热学说、肾虚学说、脾胃虚弱学说、血虚血滞学说[81]。目前，仍无特效药物和治疗方法能让耳鸣消失，耳鸣综合疗法是行之有效的耳鸣治疗方案[82]。

（2）"耳聋"的英译文分析：英译文基本一致，分别是"tinnitus""tinnitus disorder"。鉴于中医耳聋的语义与西医耳聋语义存在完全对应性，故翻译可借用西医词汇直译耳聋为"tinnitus disorder"。西医在传入中国时，对西医病名耳聋的翻译也是借用中医病名翻译，但是并未影响西医思维和西医整体在中国的传播。在遇到病名含义完全对应的情况下，可借用西医词汇来翻译表达中医的话语。

6.2.38　耳聋的英译文

从图 6.38 可以看出，耳聋同时被标准 1 和标准 5 收录，中文病名基本一致，分别为"耳聋病""耳聋"。英译文基本一致，分别是标准 1"deafness"和标准 5"deafness disorders"。

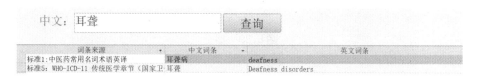

图 6.38　耳聋

（1）"耳聋"的文献分析：耳聋，病证名。听力减退，或完全丧失听力者。出自《阴阳十一脉灸经》。由肾虚精脱，肝胆火上炎等所致。《灵枢·决气》："精脱者，耳聋。"《素问·脏气法时论》："肝病者……气逆，则头痛，耳聋不聪、颊肿。"《医学心悟·耳》："凡伤寒邪热耳聋者，属少阳证，小柴胡汤主之。"耳聋宜辨虚实。虚证多为肾虚精气不足，分肾虚耳聋、气虚耳聋，久聋、虚聋等。实证因风热，痰火、肝火所致，分风热耳聋、痰火耳聋、肝火耳聋等。耳聋有虚实之分。①实性耳聋常有以下几种病因。一是由风热所致者，治宜疏风清热，可用银翘散加减；二是由风寒所致者，宜发表散寒，方用九味羌活汤加减；三是由肝火上炎所致者，宜清泻肝火，方用龙胆泻肝汤加减；四是由湿温所致者，宜芳香化湿，方用竹茹温胆汤加减。②虚性耳聋常由气虚、血虚、阴虚等所致，耳聋多经久不愈。

西医认为耳聋是听力系统等引起的传音、感音等异常造成的听力减退或听力障碍。中医认为耳为七窍之一，是人体面部最重要的参考器官之一，其主要功能是听辨五音，且耳的重要性和五脏一样重要。一直有较多的记载对耳进行了论述，如"肾主耳，在窍为耳""男方赤色，入通于心，开窍于耳"等，且有记载通过经络的循行入线和五脏进行阐述，如手少阴心经、足阳明胃经、足少阴肾经、手太阴肺经、足太阴脾经等与耳有关。

（2）"耳聋"的英译文分析："耳聋"英译文基本一致，分别是标准1"deafness"和标准5"deafness disorders"。由于中医耳聋的语义与西医耳聋的语义基本属于完全对应，有相应的对应词deafness，所以翻译时借用西医词汇进行翻译，既表达了中医话语，维护了中医话语权，译语也易被英语读者接受，达到很好的传播效果。需要注意的一点是，病名虽然对应，但是其病因、病机和治疗的思维方式还是不一样的，读者需在掌握病名的含义后，用中医思维去分析病因病机并进行治疗。

6.2.39 暴聋的英译文

从图6.39可以看出，暴聋同时被标准1、标准2、标准4、标准5收录，中文病名基本一致，分别为"暴聋病""暴聋"。英译文分别为标准1、标准4"sudden deafness"；标准2"sudden hearing loss"；标准5"sudden deafness disorder"。

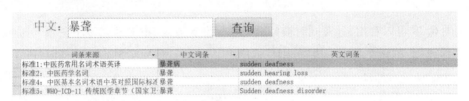

中文：暴聋   查询

词条来源	中文词条	英文词条
标准1：中医药常用名词术语英译	暴聋病	sudden deafness
标准2：中医药学名词	暴聋	sudden hearing loss
标准4：中医基本名词术语中英对照国际标准	暴聋	sudden deafness
标准5：WHO-ICD-11 传统医学章节（国家卫	暴聋	Sudden deafness disorder

图6.39 暴聋

（1）"暴聋"的文献分析：暴聋，又称卒聋、风聋、火聋、厥聋等，西医即突发性耳聋，是指于72小时内突然发生的一种原因不明的，且至少在2个连续频率听力下降超过20分贝听力水平。暴聋是耳鼻喉咽科常见急症之一，临床表现为突然发生且迅速发展的耳聋，常伴有耳部胀闷感或耳痛、耳鸣不休，或有眩晕、失眠等，中医检查可见舌质暗红，苔薄白，脉涩；如治疗不及时、不恰当可引起难治性耳聋，甚至是终身性耳聋，严重影响患者的生活质量。暴聋的常见诱因有睡眠障碍、精神紧张、压力大、情绪波动、生活不规律等。在目前工作强度高、生活节奏快的社会背景下，人们的身心压力较大，突发性耳聋的发病率逐年上升，且发病人群呈现年轻化趋势[83]。

（2）"暴聋"的英译文分析："暴聋"的英译文分别为标准1、标准4"sudden deafness"；标准2"sudden hearing loss"；标准5"sudden deafness disorder"。其中，hearing loss 和 deafness 为近义词，hearing loss 表达更大众化些，deafness 具有医学性，相对于 hearing loss，表达更简洁。在标准中选词，建议选取 deafness 来突出中医病名术语的医学性，更简洁准确地表达中医话语。另外，选择 deafness 跟前面"耳聋"用词对应，体现中医术语译语的系统性，更好地显示译语话语权。

6.2.40　渐聋的英译文

从图 6.40 可以看出,渐聋同时被标准 4 和标准 5 收录,中文病名完全一致。英译文分别为标准 4"progressive deafness"和标准 5"gradual deafness disorder"。

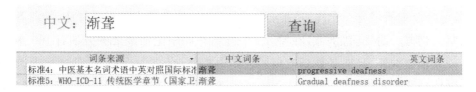

词条来源	中文词条	英文词条
标准4:中医基本名词术语中英对照国际标准	渐聋	progressive deafness
标准5:WHO-ICD-11 传统医学章节(国家卫	渐聋	Gradual deafness disorder

中文:渐聋　　查询

图 6.40　渐聋

(1)"渐聋"的文献分析:渐聋是与暴聋相对而言,是指缓慢出现、逐渐加重、历时较长的听力下降。渐聋亦为多种疾病的常见症状之一,因日久不愈,又称久聋。由于劳伤过度,或病后失调,脏腑气血亏虚而致的耳聋,又称为劳聋、虚聋。"渐聋"的文献源流:古代并无渐聋之名,但对渐聋的病因病机和辨证论治等方面早有认识。如《素问·脏气法时论》提到了脏腑虚损,耳失濡养而致渐聋的特点。《灵枢·决气》则指出了肾精不足与耳聋的关系。晋代《针灸甲乙经·卷十二》对针治耳鸡耳聋增加了许多穴位,如上关、下关、阳溪、天容、会宗、完谷等,一直为后世医家所沿用。《肘后备急方》中提到了劳聋一名,这是渐聋范畴的病名首次出现。隋代《诸病源候论·卷二十九》提出了肾虚,气血不足而致"劳聋",又提出"久聋",因血气虚极、风邪停滞而致。《诸病源候论·卷四十四》中还论述了"产后耳聋"的病机,为肾虚风邪所致。这些观点比《黄帝内经》的认识更为深入,此外,还记载了引自《养生方》的导引法,这是治聋导引法的较早记载。唐代《千金要方·卷六下》记载了不少治疗渐聋的方药,内服药如生地黄、天冬、羊肾、黄芪、杜仲等补益药,外用塞耳药有附子、皂荚、巴豆、硫黄等温热辛散通窍药。宋代《太平圣惠方·卷三十六》治聋的方剂更多,其中适用于渐聋的方剂,如治疗肾阳不足而聋的烧肾散、治疗肾虚劳聋的菖蒲散、治疗脾肾不足劳聋的薯蓣丸。在卷九十七中还记载了磁石肾羹、鹿肾粥、乌鸣脂粥、鲤鱼脑髓粥、猪肾粥等食疗方,用药大多以补肾填精益髓为主。这些方剂的出现,说明当时治疗渐聋水平比以前有所提高。《圣济总录·卷一百十四》认为渐聋之疾与心肾两脏关系密切,并且记载了丹参膏、乳香丸等外用方药,以活血养心、温阳益肾为主,磁石汤、内神丸亦为宁心益肾之方。《三因极一病证方论·卷十六》有内服黄蜡的方法,如蜡弹丸。内服干蝎,如干蝎散,以活血通窍的方法治疗虚聋、久聋。这也是一大特色,尤其是干蝎散,一直为后世沿用。《瑞竹堂经验方·头面口眼耳鼻门》及《奇效良方·卷五十八》中的"姜蝎散",也是较早的以活血化瘀作用为主的治疗耳聋的方剂。金代《脾胃论·卷上》提出:"胃气一虚,耳,目、口、鼻俱为之病。"根据这一理论,制定了补中益气汤等一系列健脾养胃、益气升阳的方剂,用以治疗多种气虚病证,其中包括渐聋。《兰室秘藏·卷上》制定了柴胡聪耳汤,用以治疗气虚兼有血瘀而致的暴聋或渐聋。南宋《济生方·耳门》将耳聋的病机分为两大类,凡外感六淫者,多犯肾经,而渐聋则多因内伤,治宜"宁心顺气",用《和剂局方》之妙香散以益气宁心,宁神通窍。这样,内伤于心与耳聋的关系就更为明确了。《类编朱氏集验医方·卷九》记载的安肾丸以磁石、菖蒲、羌活聪耳通窍,是治疗渐聋的名方。元代《丹溪心法·卷四》治疗渐聋用温阳益肾法,如益智散,即温阳益肾通窍方。明代《普济方》在卷五十三至五十四中论治渐聋的方剂有 160 多首,除了录用前人创制方外,有许多是新搜集的。其中有引自《仁斋直指方》的通神散,应用了全蝎、蟋蟀、地龙等虫类药,为虫类药在治疗耳聋的广泛应用开辟了门径,两首通气散都是以行气活血通窍药物为主,反映了当时治聋运用活血化瘀药物已逐步增多。《证治准绳·杂病·第八册》对渐聋的治法做了总结性记述,从肾阴虚、肾阳虚、气虚、血虚 4 个方面论治,成为后人的准绳。《明医指掌·卷八》将渐聋属虚证者称为虚耳,并指出各种证型的治疗方药。《景岳全书·卷二十七》将虚证渐聋称为虚闭。按不同脏腑虚损,投以不同的方药,从辨证和选方用药等方面,比前人都有进步。清代,各医家治疗渐聋大多沿用明代之法,但《医林改错·上卷》对于气滞血瘀而致渐聋颇有研究,其创制的通窍活血汤,一直被后人视为用活血化瘀法治疗渐聋的基本方,并且从此开始,引起了人们对活血化瘀法治疗耳聋的重视。后人在此基础上发展和创新。

（2）"渐聋"的英译文分析:"渐聋"的英译文分别为标准 4"progressive deafness"和标准 5"gradual deafness disorder"。结合前文对"耳聋"和"暴聋"的译文分析,"渐聋"译文中,聋的译文仍然用 deafness,"渐"有逐渐、慢慢地、程度越来越重的含义,progressive 和 gradual 都有逐步的意思,但是,gradual 强调程度;progressive 作为进展的一部分,一个过程。因此,这里为了更准确地表达译语话语权,选用 gradual deafness disorder 来翻译"渐聋"更合适。

6.2.41　鼻鼽的英译文

从图 6.41 可以看出,鼻鼽同时被 5 部标准收录,中文病名基本一致,为"鼻鼽病""鼻鼽""鼽嚏"。英文病名分别为标准 1、标准 2、标准 3、标准 4"allergic rhinitis";标准 4"atrophic rhinitis";标准 5"allergic rhinitis disorder"。

标准5：WHO-ICD-11 传统医学章节（鼻鼽		Allergic rhinitis disorder
中文：鼻鼽		查询

词条来源	中文词条	英文词条
标准1:中医药常用名词术语英译	鼻鼽病	allergic rhinitis
标准2:中医药学名词	鼻鼽	allergic rhinitis
标准3:传统医学名词术语国际标准	鼻鼽;鼽嚏	allergic rhinitis
标准4:中医基本名词术语中英对照国际标准	鼻鼽	atrophic rhinitis

图 6.41　鼻鼽

（1）"鼻鼽"的文献分析：鼻鼽是指以突然和反复发作的鼻痒、打喷嚏、流清涕、鼻塞等为主要特征的鼻病。根据临床表现，西医学中的变应性鼻炎（AR）与血管运动性鼻炎（VR）等，均属于祖国医学的"鼻鼽"范畴[84]。鼻鼽最早见于《素问·脉解篇》，其曰："头痛、鼻鼽、腹肿者，阳明并于上，上者则其孙络太阴也，故头痛、鼻鼽、腹肿也。"后世医家对本病的论述也较多，如金代《刘河间医学六书》中说："鼽者，鼻出清涕也。"对鼻鼽的病因，明代《证治要诀》说："清涕者，脑冷肺寒所致。"脏腑虚损，正气不足，卫表不固，风寒湿等邪气侵袭肌表，阳气无从泄越，发为鼻鼽。基于中医学理论的指导，中医治法在保障远期疗效、控制不良反应两个方面优势明显，是中医药治疗变应性鼻炎的重要组成部分。

（2）"鼻鼽"的英译文分析："鼻鼽"的英译文分别为标准 1、标准 2、标准 3"allergic rhinitis"；标准 4"atrophic rhinitis"；标准 5"allergic rhinitis disorder"。结合"鼻鼽"的文献分析，其含义与西医过敏性鼻炎相同，由此，标准 1、2、3、5 用 allergic rhinitis 来翻译"鼻鼽"相对于 atrophic rhinitis（萎缩性鼻炎）要恰当些，更能准确地传播中医话语含义，表达译语话语权。

6.2.42　鼻渊的英译文

从图 6.42 可以看出，鼻渊同时被 5 部标准收录，中文病名基本一致，为"鼻渊病""鼻渊""脑漏"。英译文分别是标准 1、标准 3 和标准 4"sinusitis"；标准 2"acute and chronic sinusitis"；标准 5"nasal sinusitis disorder"。

| 中文：鼻渊 | | 查询 |

词条来源	中文词条	英文词条
标准1：中医药常用名词术语英译	鼻渊病	sinusitis
标准2：中医药学名词	鼻渊	acute and chronic sinusitis
标准3：传统医学名词术语国际标准	鼻渊；脑漏	sinusitis
标准4：中医基本名词术语中英对照国际标准	鼻渊	sinusitis
标准5：WHO-ICD-11 传统医学章节（国家卫	鼻渊	Nasal sinusitis disorder

图 6.42　鼻渊

（1）"鼻渊"的文献分析：鼻渊又有脑漏、脑渗、脑崩等病名，是鼻科常见病、多发病，以鼻流浊涕，量多不止为主症，病因病机复杂，易反复发作，与西医慢性鼻窦炎相对应。鼻渊之名出自《素问·气厥论》之"鼻渊者，浊涕下不止也"。《灵枢·忧恚无言》云："人之鼻洞涕出不收者……分气失也。"鼻渊以"浊涕下不止"为主，涕浊；鼻洞以"涕出不收"为主，涕清。后世医家对鼻渊的认识，多在《黄帝内经》的基础上加以论述和发展。

因症状相似，唐代医家常以"鼻洞"代"鼻渊"。孙思邈《千金要方·七窍病上·目病第一》："鼻洞者，浊下不止，传为衄䘌、瞑目。"宋代医家沿用前人病名，《圣济总录·鼻渊》载："辛颏鼻渊者……若水之有渊源。"明清医家进一步指出病情发展会导致头痛、漏下浊腐、虚眩不已,提出脑泻、控脑砂等名。

张介宾言:"鼻渊证总由太阳督脉之火甚者,上连于脑而津津不已,故又名脑漏,此证多白酒醴肥甘,或火由寒郁,以致湿热上熏,津汁流溢而下,离经腐败,有作臭者,有大臭不闻者……"

《普济方》谓鼻渊"脑泻臭秽"。龚信《古今医鉴》载鼻渊"时时流臭黄水,甚者脑下时痛",如虫食脑,名控脑砂。清代孙采邻《竹亭医案》谓鼻渊"甚则漏下如豆腐脑者"为脑漏。顾世澄《疡医大全》谓"热伏于脑,外寒侵袭,鼻流臭涕"者为脑寒。《中国医学大辞典》对鼻渊解释为:"此证鼻中常流浊涕,久则但流黄浊之物,如脓如髓,腥臭难闻,及嗅觉减退症状"。唐及唐以前,古籍中仅有对鼻渊病因病机的阐述,且多遵《黄帝内经》之旨,认为"胆移热于脑,则辛頞鼻渊"。宋金元时期,医家亦遵从前人之说,认为鼻渊乃胆之移热所致,并开始以清泻胆热、辛散开郁法治疗鼻渊。明清时期至今,随着历代医家对鼻渊病机理论认识的不断突破,涌现出清热通窍、温阳散寒、益气填精、排脓解毒等治法[85]。

(2)"鼻渊"的英译文分析:"鼻渊"的英译文分别是标准1、标准3和标准4"sinusitis";标准2"acute and chronic sinusitis";标准5"nasal sinusitis disorder"。

结合"鼻渊"的文献分析,鼻渊的症状与西医鼻窦炎的症状接近,包括急性鼻窦炎和慢性鼻窦炎。在翻译时,5部标准都采用了归化的策略,借用西医病名翻译为nasal sinusitis,可以被西方读者很快地理解和接受。欠缺的地方是,读者看到这样的译文,第一思维反应会想到西医的病名,如果在中医语言语境下,可二次转换到中医思维。如果要避免这样的问题,可按照中医病名的命名结构进行直译,理解为"源源不断的鼻涕",但是相对应的译文会冗长很多,比如"persistent running nose",缺乏术语的简洁性和严谨性。在非正式场合这样的表达可以很好地传递"鼻渊"的症状,但是在术语标准中,此方法欠妥。基于译语话语权分析,标准5的译文与原病名结构吻合,突出中医病名命名的语言结构,同时也传递出病名与西医病名的对应。

6.2.43 喉喑的英译文

从图6.43可以看出,喉喑同时被4部标准收录。中文病名基本一致,分别为"喉喑病""喉喑"。英译文分别是标准1"aphonia"、标准2和标准4"hoarseness"、标准5"hoarseness disorder"。

(1)"喉喑"的文献分析:喉喑是指声音不扬或嘶哑,甚或失音为主要表现的喉科疾病。根据病程长短分为暴喑、久喑。由于历代对喉喑的认识不同,所沿用的名称很多,如"喑哑""喉瘖""卒喑""卒然无音""暴喑""久喑""猝哑""暴咳失声""暴哑"等。其中,有些名称还包含其他疾病。

《黄帝内经》始用"瘖"作病名。此外,关于喉喑病名的描述也较多,有"暴喑""卒喑""失音"等。"瘖"与"喑"通假字,《说文通训定声》中明确指出"喑,叚借为瘖",其意相

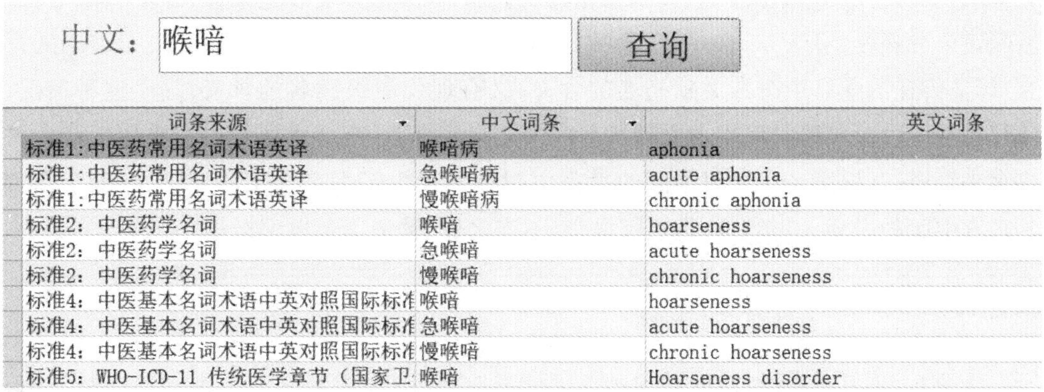

图6.43 喉喑

同,都指失声不能言。《黄帝内经·灵枢》曰"暴喑气鲠,取扶突与舌本出血""手少阴之别……其实则支膈,虚则不能言……其病气逆,则喉痹卒喑"。《诸病源候论》注"入脏则喑哑,口舌不收"。《三因极—病证方论》谓:"五脏久咳则声嘶,嘶者喉破也。"《世医得效方》注:"虚损憔悴,气血不足,失声音,久喑。"提出"久喑"这一病名。《类证治裁》谓:"失音一症,亦如金实则瘖,金碎则哑。"

嘶哑和失声存在差别。《史记·仓传》有"使人喑"的记述,索隐谓:"喑者,失音也。"《史记·刺客列传》曰:"吞炭为哑。"《国策》认为:"哑,变其音。"《后汉书·王莽传》曰:"莽为人,大声而嘶。"颜注:"嘶,声破也。"《脉因证治》曰:"嘶喉,俗名声散也。"由此可知,嘶哑是发音低沉、微弱或粗粝,失音是完全没有声音。

暴喑相当于急性喉喑。中华人民共和国中医药行业标准《中医内科病证诊断疗效标准》(ZY/T 001.1-94)对急喉喑的诊断依据是:①以声音嘶哑,喉内干燥或疼痛为主要症状,重者伴发热、恶寒。婴幼儿患者可有呼吸困难。②起病较急,病程较短。③常以疲劳、感寒、发声过度为发病诱因。④喉部检查黏膜充血、肿胀,声带水肿,或有充血,声门闭合不密。

久喑相当于慢性喉喑。中华人民共和国中医药行业标准《中医内科病证诊断疗效标准》(ZY/T 001.1-94)对慢喉喑的诊断依据是:①以长期声音嘶哑,喉部干燥不适为主要症状,伴有咳嗽、咯痰等症状。②病程较长,声音嘶哑时轻时重。③从事教师、演员、营业员等用嗓较多职业者易患本病,多因急喉喑反复发作而转化为慢性,亦有长期发声过度,缓慢起病者。④喉部检查黏膜多有暗红色充血、肿胀或萎缩,声带肿胀、肥厚,声门闭合不密,或有室带肥厚。声带小结:两侧声带边缘在前中1/3处有对称性隆起。声带息肉:一侧或两侧声带上有赘生物,质软,表面光滑。⑤应与喉癌相鉴别。

(2)"喉喑"的英译文分析:"喉喑"的英译文分别是标准1"aphonia"、标准2和标准4"hoarseness"、标准5"hoarseness disorder"。结合喉喑的文献分析,发现喉喑的含义在古代和现代存在变化,在古文献中,喉喑指失音,可用 aphonia(失音)翻译;在现代医学中,喉喑指声音嘶哑,可用 hoarseness(嘶哑)翻译;在术语标准中,4 部标准给出了不同的译文,译文传递的既有中医古文献病名的含义,又有现代中医病名的含义,鉴于这种情况,建议在翻译中医典籍时采用古文献病名的含义来翻译,在现代术语标准中采用现代中医病名来翻译,这样读者在学习中医的过程中能意识到中医病名含义的变化,有助于深刻地理解中医的内涵。当然,这是一家之言,不当之处,敬请读者批评指正。

6.2.44　口僻的英译文

从图 6.44 可以看出,口僻同时被 5 部标准收录,中文病名完全一致,为"口僻"。英译文分别是标准 1"deviation of mouth"、标准 2"wry mouth"、标准 3"deviated mouth"、标准 4"deviation of mouth"、标准 5"facial paralysis disorder""wry mouth disorder"。

| 中文: | 口僻 | | 查询 |

词条来源	中文词条	英文词条	Inclusion
标准1:中医药常用名词术语英译	口僻	deviation of mouth	
标准2:中医药学名词	口僻	wry mouth	
标准3:传统医学名词术语国际标准	口僻	deviated mouth	
标准4:中医基本名词术语中英对照国际标准	口僻	deviation of mouth	
标准5:WHO-ICD-11 传统医学章节(国家卫	口僻	Facial paralysis disorder	Inclusions: Wry mouth disorder

图 6.44　口僻

(1)"口僻"的文献分析:口僻,口角向一侧㖞斜,又名"口㖞"或"口歪"。多为风痰阻络。可见于面瘫或中风患者。僻,《说人·人部》:"一曰从旁牵也。"僻(音屁 pi)者,歪(㖞)斜、不正之义。口僻,亦名口歪(㖞)、口㖞僻、口眼歪斜,指口角向一侧歪斜,目不能闭合等。口僻,俗称吊线风,与现代医学的特发性面神经麻痹(面神经炎)相合。《灵枢·经筋》:"卒口僻,急者目不合,热则筋纵,目不开,颊筋有寒,则急引颊移口;有热则筋弛纵缓不胜收,故僻。"张介宾《类经十七卷·疾病类六十九》注:"僻,歪斜也。"隋代巢元方《诸病源候论·风口㖞候》云:"风邪入于足阳明手太阳之经,遇寒则筋急引颊,故使口㖞僻,言语不正,而目不能平视。"明代李时珍《本草纲目·第三卷·百病主治药·痰气》曰:"枳茹,渍酒服,治中风身直及口僻目斜。"明代楼英《医学纲目·口眼㖞斜》中提到:"凡半身不遂者,必口眼㖞斜,亦有无半身不遂而㖞斜者。"可见他所观察到的有单纯口眼歪斜而不伴偏瘫者,此即口僻症。黄文东总审,方药中、邓铁涛、李克光等主编《实用中医内科学》云:"口僻俗称吊线风,其主要症状表现为口眼歪斜,历代医家多将其归入风门中。"口僻相当于西医所称的面神经麻痹,属周围性面瘫,其表现为一侧鼻唇沟变浅,口角歪向另一侧,口歪重的则口角流涎,咀嚼时食物滞留在患侧齿颊之间;又因面瘫口歪,说话则吐字不清。

(2)"口僻"的英译文分析:口僻的英译文分别是标准 1"deviation of mouth";标准 2

"wry mouth";标准 3"deviated mouth";标准 4"deviation of mouth";标准 5"facial paralysis disorder""wry mouth disorder"。结合口僻的文献分析,口僻的字面意思是口歪,隐含意思相当于一侧面神经麻痹、周围性面瘫。标准 5 采用意译法,用与口僻联系的面瘫病名来翻译为 facial paralysis disorder(面瘫),读者看到译文,可以理解口僻的含义是什么,与西医病名有何对应之处,不足之处是翻译没有突出口僻术语本身的含义症状。标准 1、2、3、4、5 中的"deviation of mouth""wry mouth""deviated mouth""wry mouth disorder",采用直译法,翻译口僻字面含义。在《牛津英语词典》中,deviation 的含义为:①the act of moving away from what is normal or acceptable;a difference from what is expected or acceptable 背离;偏离;违背;②the amount by which a single measurement is different from the average 偏差(术语)。Deviation 的医学含义不明显,作为术语时是统计学术语。Wry 含义为:①using or expressing dry,especially mocking,humour 挖苦性幽默的,讽刺性幽默的,不露声色地幽默的;②(of a person's face or features)twisted into an expression of disgust,disappointment,or annoyance(人的脸或表情)扭曲的(表示厌恶、失望或恼怒)。Wry 的脸部扭曲带有感性色彩,口僻的面瘫症状属于病理状态,没有情绪的感情色彩。因此,采用直译法翻译口僻的字面含义症状时,deviation 一词更合适,建议翻译为"deviation of mouth disorder"。这里,直译法较意译法更能保留中医术语本身含义,意义法较直译法更能深度理解中医术语深层含义。

6.2.45　偏头风的英译文

从图 6.45 可以看出,偏头风同时被标准 1、标准 3、标准 4、标准 5 收录,中文病名完全一致,为"偏头风"。英译文分别为标准 1 和标准 4"migraine";标准 3"hemilateral head wind";标准 5"migraine disorder""migraine pain disorder"。

中文:	偏头风			查询	
词条来源		中文词条		英文词条	Inclusions
标准1:中医药常用名词术语英译		偏头风		migraine	
标准3:传统医学名词术语国际标准		偏头风		hemilateral head wind	
标准4:中医基本名词术语中英对照国际标准		偏头风		migraine	
标准5:WHO-ICD-11 传统医学章节（国家卫健委I		偏头风		Migraine disorder	Inclusions: Migraine pain disorder

图 6.45　偏头风

(1)"偏头风"的文献分析:现代医学之偏头痛属中医"头风""偏头痛""偏头风"范畴。中医对偏头痛的认识源远流长。我国古籍中有关偏头痛的最早记载,见于《灵枢·厥病》篇。《灵枢·厥病》篇记载:"头半寒痛,先取手少阳、阳明,后取足少阳、阳明"(1963:61)。李杲《兰室秘藏》指出:"如头半边痛者,先取手少阳、阳明,后取足少阳、阳明,此偏头痛也"。张景岳《类经》注曰:"头半寒痛者,偏头冷痛也。手足少阳阳明之脉,皆循耳上行头角,故当先取手经以去其标,后去足经以去其本也。"汉代张仲景《金匮要略》所载头风摩散,是早期有关偏头痛的外治疗法。唐宋时期对头风的论述渐多。在孙思邈《千金要方》中,头风列于"头面风"项下,认为主要由"诸风乘虚经"所致。《诸病源候论》《外台秘要》的认识与《千金要方》大抵相同。宋代《太平圣惠方》列"治风头痛诸方",除内服方外,还载有沐头、吹鼻、摩膏、涂膏等方。《圣济总录》则将偏头痛单独列项,曰:"偏头痛之状,由风邪客于阳经,其经偏虚者,邪气凑于一边,痛连额角,故谓之偏头痛也。"明代《普济方·头门》将"偏头痛"与"偏正头痛"分列专项论述其病因病机:"夫偏头痛之状,由风邪客于阳经,其经偏虚者,邪气凑于一边,痛连额角,故谓之偏头痛也。夫偏头痛者,由人气血俱虚,客风入于诸阳之经,偏伤于脑中故也。又有因新沐之后,露卧当风,或读书用心,目劳细视,经络虚损,风邪入于肝,而引目系急,故令头偏痛也。今人之体气虚弱者,或为风寒之气所侵,邪气相搏,伏留不散,发为偏正头疼,其脉多浮紧者是也。"徐春甫《古今医统》曰"若夫年久偏正头风者,多因内夹痰涎,风火郁遏经络,气血瘀滞之证",指出风热、痰浊等病理因素淤滞经络,造成气滞血瘀也是偏头痛的重要成因。方隅《医林绳墨》对偏头风的症状特点、主疗药物做了新的阐述:(头)"半边痛者,亦曰偏头风,必眼鼻半边气有不利,非细辛羌活不能疗""足少阳胆经之脉亦起于目锐眦,上抵头角额尖,令人头跳痛,或若针痛,名之曰头角痛、两额痛,非酒洗龙胆草不能除"。《证治汇补》指出,头风当分正头风与偏头风:"正头风者,满头皆痛,甚则项强身体拘急,常兼左右。偏头风但在半边,在左多血虚有火或风热,在右多气虚痰郁或风湿……"

(2)"偏头风"的英译文分析:"偏头风"的英译文分别为标准1和标准4"migraine";标准3"hemilateral head wind";标准5"migraine disorder""migraine pain disorder"。其中,标准1、4、5都用到了migraine一词,在《新牛津英汉双解大词典》中,migraine一词的含义为"a recurrent throbbing headache that typically affects one side of the head and is often accompanied by nausea and disturbed vision",即偏头痛。由此可以看出,标准1、4、5采用意译法,把"偏头风"翻译为与西医对应的偏头痛。标准3的译文是"hemilateral head wind",采用直译法,把"偏头风"的病名语义直接对应翻译出来。两种译法都可取,但从译语话语权出发,采用直译法更能突显中医病名的命名特点,掌握中医病名最直接的含义,病名隐含的意义需要读者进一步去学习了解,但是有益于中医病名话语体系的建立。因为"风"在中医体系里,使用频率很高,风作为中医病因里外感六淫的其中之一,其本身的特性,引起患者产生的症状都有一定的规律,因此在命名时,可根据病名来推断疾病的病因、症状和性质。例如,学界一直争议的中医病名"风火眼"的翻译,有学者建议采用直译法翻译为"wind-fire eyes";有学者建议借用西医词汇,翻译为西医对应病名急性结膜炎"acute conjunctivitis"。直译的结果可以使读者在看到译文时,运用中医思维来分析病名,判断治疗。意译的结果容易使读者产生西医思维,运用西医思维来分析、判断、治疗。目前,随着中医的不断对外传播,译文"wind-fire eyes"被更多的国外学者接受,因为译文带有很明显的中医话语,看到病名能直接联想到疾病的病因病机,产生中医整体思维,促进中医的传播。

6.2.46 头风的英译文

从图 6.46 可以看出,"头风"同时被 5 部标准收录,中文病名分别是"头风病""头风""脑风"。英译文分别是标准 1 和标准 4 "recurrent headache";标准 2 "intermittent headache";标准 3 "headwind";标准 5 "head wind disorder"。

中文: 头风	查询			
词条来源		中文词条	英文词条	Inclusions/E
标准1:中医药常用名词术语英译		头风病	recurrent headache	
标准1:中医药常用名词术语英译		偏头风	migraine	
标准1:中医药常用名词术语英译		雷头风	thunder-headache	
标准2:中医药学名词		头风	intermittent headache	
标准3:传统医学名词术语国际标准		头风; 脑风	head wind	
标准3:传统医学名词术语国际标准		偏头风	hemilateral head wind	
标准3:传统医学名词术语国际标准		雷头风	thunder head wind	
标准4:中医基本名词术语中英对照国际标准		头风	recurrent headache	
标准4:中医基本名词术语中英对照国际标准		偏头风	migraine	
标准4:中医基本名词术语中英对照国际标准		雷头风	thunder-headache	
标准4:中医基本名词术语中英对照国际标准		边头风	migraine	
标准5: WHO-ICD-11 传统医学章节（国家卫健委I		偏头风	Migraine disorder	Inclusions: Migraine pain disorder
标准5: WHO-ICD-11 传统医学章节（国家卫健委I		头风	Head wind disorder	

图 6.46 头风

(1)"头风"的文献分析:头风即首风也。经曰:首风之状,头面多汗,恶风,当先风一日则头痛甚,至其风日少愈。一风气循风府而上则脑痛,曰脑风。经曰:头风者,本风寒入于脑髓也。头痛数岁不愈,当犯大寒。其人素有痰火,风寒客之,则热郁而督闷,似痛非痛,曰头晕。有目花黑暗,视定犹动,且身转耳聋,如立舟车之上,起则欲倒,甚而呕吐,饮食罕御,此肝木为风所撼,鼓动其气,痰火随气上逆。倘因吐衄、崩漏而致,此脾虚不能收摄血气,使诸血失道。或酒色过度,肾虚不能纳气,逆奔而上,或虚极乘寒得之,曰头眩。若头暴痛不可忍,有如劈如纹者,但名头痛,深而久而愈,名头风亦可。痛风必害眼者,经曰春气在头,风气通于肝,肝窍开于目故也。要当首辨六经,次厥痛、偏痛、真痛,次血虚、气虚、湿热、寒湿不等。如太阳头痛者,恶风寒,脉浮紧,痛在巅顶两额角;少阳头痛者,寒热往来,脉弦,痛连耳根;阳明头痛者,发热自汗,脉浮大,痛在巨阳穴,连目齿颊;太阴头痛者,必有痰,体重或腹痛,脉沉迟,头重;少阴头痛者是寒气逆,为寒厥,脉沉小;厥阴头痛者,吐痰沫,厥冷,脉浮缓,痛引目系。此六经头痛多挟外邪也。血虚头痛者,自鱼尾上攻,脉浮而无力;气虚头痛者,耳鸣,九窍不利,脉沉濡;湿热头痛者,心烦恶热,头重而天阴转甚;寒湿头痛者,气上而不下,或时泄,近湿热之物则稍松;偏头痛者,邪正相持,势不中立,邪气营运,正气则壅遏而痛,在左主风、主血虚,在右主气、主痰热,亦兼有虚寒者;厥头痛者,所犯大寒至骨髓,髓以脑为主,脑逆故头痛,脉沉迟;真头痛者,痛甚连脑户,手足寒至节,脉迟极而止,旦发夕死,夕发旦死。此 7 种头痛多由内生也。外此,若眉棱骨痛甚,既而上攻头角、下注目睛者,有属心肝壅热,有属风痰上逆,有湿气内郁,有风寒外挟。才见光明则眶痛者,此肝虚。痛而眼不可开,昼静夜剧,此脾胃停饮,土木不和。头痛旋去旋来,倏在此一点,在彼一片,此下虚上实,游风流火。丹溪曰:头痛多主于痰,甚者火,有可吐,有可下者。此未窥全豹,不可轻从。执事者必先视其所挟,究其所因,定以经络,参合脉理,然后施以某阵某方,庶可差救其弊。

(2)"头风"的英译文分析:"头风"的英译文分别是标准 1 和标准 4"recurrent headache";标准 2"intermittent headache";标准 3"headwind";标准 5"head wind disorder"。参考上文对"偏头风"的文献分析和译文分析,结合"头风"的文献分析,从译语话语权角度出发,"头风"译文选用标准 5 的译文"head wind disorder",用简单的词语直译出"头风"的病名,既有利于加强读者的印象,又有利于中医话语系统性的构建。

6.2.47 眩晕的英译文

从图 6.47 可以看出,"眩晕"同时被 5 部标准收录,中文病名基本一致,为"眩晕病""眩晕;头晕"。英译文分别为标准 1"dizziness; vertigo";标准 2"vertigo";标准 3"dizziness";标准 4"vertigo dizziness";标准 5"vertigo disorder"。

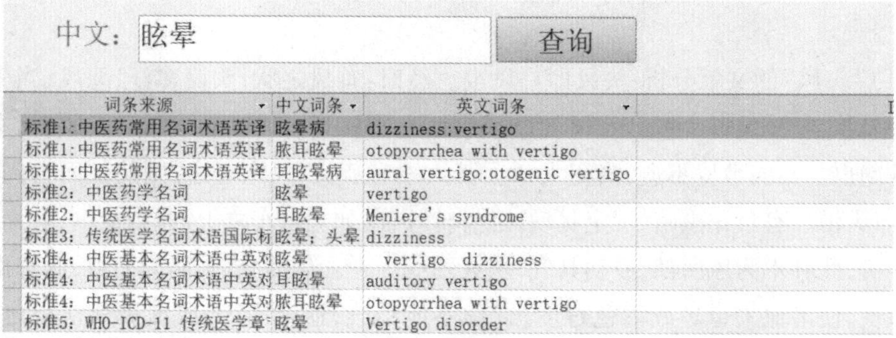

图 6.47 眩晕

(1)"眩晕"的文献分析:眩即眼花,晕是头晕,两者常同时并见,故统称为"眩晕",其轻者闭目可止,重者如坐车船,旋转不定,不能站立,或伴有恶心、呕吐、汗出、面色苍白等症状。有学者对"眩晕"和"头晕"进行了定义和鉴别。眩晕是一种自身或外界物体的运动性幻觉,是对自身的平衡觉和空间位像觉的自我体会错误,表现为患者主观感觉自身或外界物体呈旋转感或升降、直线运动、倾斜、头重脚轻等感觉。有时患者主诉的"头晕"常缺乏自身或外界物体的旋转感,可仅表现为头重脚轻、步态不稳等[86]。

历代医籍对眩晕的记载:《黄帝内经》对其涉及脏腑、病性归属方面均有记述,如《素问·至真要大论》认为"诸风掉眩,皆属于肝",指出眩晕与肝关系密切。《灵枢·卫气》认为"上虚则眩",《灵枢·口问》说"上气不足,脑为之不满,耳为之苦鸣,头为之苦倾,目为之眩",《灵枢·海论》认为"脑为髓海",而"髓海不足,则脑转耳鸣",认为眩晕一病以虚为主。汉代张仲景认为痰饮是眩晕发病的原因之一,为后世"无痰不作眩"的论述提供了理论基础,并且用泽泻汤及小半夏加茯苓汤治疗眩晕。宋代以后,进一步丰富了对眩晕的认识。严用和《重订严氏济生方·眩晕门》中指出:"所谓眩晕者,眼花屋转,起则眩倒是也,由此观之,六淫外感,七情内伤,皆能导致。"第一次提出外感六淫和七情内伤致眩说,补前人之未备,但外感风、寒、暑、湿致眩晕,实为外感病的一个症状,而非主要证候。元代朱丹溪倡导痰火致眩学说,《丹溪心法·头眩》说:"头眩,痰挟气虚并火,治痰为主,挟补气药及降火药。无痰不作眩,痰因火动,又有湿痰者,有火痰者。"明代张景岳在《黄帝内经》"上虚则眩"的理论基础上,对下虚致眩做了详尽论述,他在《景岳全书·眩晕》中说:"头眩虽属上虚,然不能无涉于下。盖上虚者,阳中之阳虚也;下虚者,阴中之阳虚也。阳中之阳虚者,宜治其气,如四君子汤……归脾汤、补中益气汤……阴中之阳虚者,宜补其精,如……左归饮、右归饮、四物汤之类是也。然伐下者必枯其上,滋苗者必灌其根。所以凡治上虚者,犹当以兼补气血为最,如大补元煎、十全大补汤诸补阴补阳等剂,俱当酌宜用之。"张氏从阴阳互根及人体是一有机整体的观点,认识与治疗眩晕,实是难能可贵,并认为眩晕的病因病机"虚者居其八九,而兼火兼痰者,不过十中一二耳"。详细论述了劳倦过度、饥饱失宜、呕吐伤上、泄泻伤下、大汗亡阳、响目惊心、焦思不释、被殴被辱气夺等皆伤阳中之阳,吐血、衄血、便血、纵欲、崩淋等皆伤阴中之阳而致眩晕。秦景明在《症因脉治·眩晕总论》中认为阳气虚是本病发病的主要病理环节。徐春甫《古今医统·眩晕宜审三虚》认为:"肥人眩运,气虚有痰;瘦人眩运,血虚有火;伤寒吐下后,必是阳虚。"龚廷贤《寿世保元·眩晕》集前贤之大成,对眩晕的病因、脉象都有详细论述,并分证论治眩晕,如半夏白术汤证(痰涎致眩)、补中益气汤证(劳役致眩)、清离滋饮汤证(虚火致眩)、十全大补汤证(气血两虚致眩)等,至今仍值得临床借鉴。至清代对本病的认识更加全面,直到形成了一套完整的理论体系。

(2)"眩晕"的英译文分析:"眩晕"的英译文分别为标准 1"dizziness;vertigo";标准 2"vertigo";标准 3"dizziness";标准 4"vertigo dizziness";标准 5"vertigo disorder"。5 部标准中对眩晕的翻译,主要是 dizziness 和 vertigo 的选用。在《牛津英语词典》中,dizzy 的含义"feeling as if everything is spinning around you and that you are not able to balance 头晕目眩的;眩晕的",与眩晕的文献分析中眩晕的含义相符。Vertigo 的含义"the feeling of dizziness and fear,and of losing your balance,that is caused in some people when they look down from a very high place(从高处俯视时感到的)眩晕,头晕目眩",与中医病名眩晕文献分析中的含义不相符。"眩晕"可作为很多西医疾病的症状之一表现出来,因此在翻译时,采用直译法将眩晕翻译为"dizziness"一词更恰当。

6.2.48　健忘的英译文

从图 6.48 可以看出,健忘同时被 5 部标准收录,中文病名基本一致,为"健忘病""健忘"。英译文分别是标准 1、标准 2、标准 4"amnesia";标准 3"forgetfulness";标准 5 "forgetfulness disorder"。

词条来源	中文词条	英文词条
标准1:中医药常用名词术语英译	健忘病	amnesia
标准2:中医药学名词	健忘	amnesia
标准3:传统医学名词术语国际标准	健忘	forgetfulness
标准4:中医基本名词术语中英对照	健忘	amnesia
标准5:WHO-ICD-11 传统医学章节	健忘	Forgetfulness disorder

图 6.48 健忘

（1）"健忘"的文献分析：在国际中医临床实践指南中，健忘的定义是：记忆力减退、遇事善忘的一种病证，多与心悸怔忡、眩晕、不寐同时兼见。健忘，亦称"喜忘""善忘"。病位在脑，与心、脾、肾虚损有关。基本病机为思虑过度，劳伤心脾，阴血暗耗，生化不足；或年老体衰，房劳过度，肾精亏耗，导致脑髓失养而发；也可因七情内伤，肝气不舒，痰瘀内阻，神明被扰所致。本病以虚损为本，临床多见虚实夹杂证。诊断要点：以较长时期内记忆力减退、遇事善忘、虽经尽力思索不能追忆为主要表现。情绪低落、抑郁或心理失常可为诱因。排除痴呆、中风、失眠、郁证、癫狂等疾病导致的记忆功能障碍。

（2）"健忘"的英译文分析："健忘"的英译文分别是标准 1、标准 2、标准 4"amnesia"；标准 3"forgetfulness"；标准 5"forgetfulness disorder"。5 部标准中，译文用词主要是"amnesia"和"forgetfulness"。在《牛津英语词典》中，amnesia 的含义："a medical condition in which sb partly or completely loses their memory 记忆缺失；遗忘（症）"，指的是一种医学症状，部分或全部记忆缺失。Forgetfulness 的含义："often forgetting things 健忘的；好忘事的"。结合上文对"健忘"的文献分析，forgetfulness 含义与"健忘"的含义更接近。从译语话语权角度出发，标准 5 的译文"forgetfulness disorder"更有利于中医话语体系的构建和传播。

6.2.49 中风的英译文

从图 6.49 可以看出，中风同时被标准 1、标准 2、标准 4、标准 5 收录，病名分别是"中风病""中风"。英译文分别是标准 1"wind stroke；apoplexy"；标准 2"apoplexy"；标准 4 "wind stroke（apoplexy）"；标准 5"wind stroke disorders"。

（1）"中风"的文献分析：中风，亦称为"卒中"，是以猝然昏仆、不省人事、半身不遂、口眼歪斜、语言不利为主症的病证，是临床常见的神经系统疾病。中风病名的记载：《黄帝内经》首提"中风"，并按病因将中风分为"饮酒中风"所导致的"漏风"、"入房汗出"所导致的"内风"及"新沐中风"所导致的"首风"3 种（《素问·风论》），究其病因均为外感风邪所致。《灵枢·邪气脏腑病形》曰，"五脏之中风，奈何？岐伯曰：阴阳俱感，邪乃得

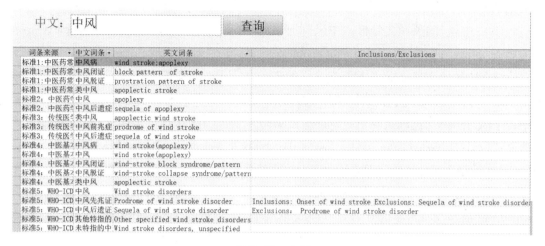

图6.49　中风

往"，此言阴阳失调，邪气侵袭，正气不足，易中风邪。《黄帝内经》中还提及"偏风""偏枯""薄厥""痱"等名称，如"风中五脏六腑之俞，亦为脏腑之风。各入其门户所中，则为偏风"（《素问·风论》），"虚邪偏容于身半，其入深……发为偏枯"（《灵枢·刺节真邪论》），"大怒则形气绝，而血菀于上，使人薄厥"（《素问·生气通天论》），"痱之为病也，身无痛者，四肢不收……"（《灵枢·热病》）。以上均是依据中风后的临床表现而命名，而后世将其统称"中风"。

（2）"中风"病名含义的历史演变：中风之病，古书多冠于诸病之首，以其为人之大病也。宋以前医籍多是以"内虚邪中"立论。迄于金元，刘完素主"火"、李东垣主"气"、朱丹溪主"湿"。古人论中风者，言其证也。三先生论中风者，言其因，皆是"内因立论"。王履将"中风"分为"真中"与"类中"，将外因与内因所致"中风"相区别。到了明代，张景岳提出了"真风""类风""属风""非风"的概念，强调非外感所致的"中风"病。而《医学正传》则将其概念更往前推进了一步，通过一类症候群定义"中风"的概念，不问其是否由"风邪"引起，亦不问是外因致病还是内因致病，抛弃了通过病因来定义"中风"的思路。戴思恭与叶天士则突出"肝风"在中风发病中所起到的作用。随着西风东渐的影响，西医学的术语开始进入了中医学的理论体系之中，类似"脑充血"一类的称谓，已见于中医关于"中风"病的阐述之中。明清时期关于"中风"在预防、治疗、鉴别等方面的理论发展，也取得了长足的进步，清末还出现了以"中风"来命名的专著，专门讨论这一疾病。随着近现代行业规范体系的建立与完善，"中风"的确诊已然非常明确，不再使用以往"中风"一词多种定义并存的概念体系，专指由脑血管意外所引起的一类内科疾病，这种名词概念上升为这一疾病目前的主流意识形态。由于中医除具科技性的一面，还有其历史性的一面，这使得中医工作者在回溯经典时，还需要理解"中风"一词在不同的历史时期所表达的不同含义。因此，还有一部分名词性专著保留了古代关于"中风"一词不同内涵的相关记载。

（3）"中风"的英译文分析："中风"的英译文分别是标准1"wind stroke；apoplexy"；标准2"apoplexy"；标准4"wind stroke（apoplexy）"；标准5"wind stroke disorders"。

结合中风的文献分析，中风病名含义的演变，在翻译"中风"时，采用直译法将"中风"的中医命名特点翻译出来，保留中医病名的话语，是传播中医病名的良好方法。在4部标准中，"中风"的翻译，选词主要是apoplexy和wind stroke。在《牛津英语词典》中，apoplexy的含义："（old-fashioned）the sudden loss of the ability to feel or move caused by an injury in the brain（大脑受伤而导致的感觉或移动能力的突然丧失）。"医学词汇，用词久远。Stroke的含义："a sudden serious illness when a blood vessel（= tube）in the brain bursts or is blocked，which can cause death or the loss of the ability to move or to speak clearly（当大脑中的血管破裂或阻塞时突发的严重疾病，这可能导致死亡或丧失移动或清晰说话的能力）"。对比两个词的含义，stroke较apoplexy语义与中风更接近，并且stroke一词为现代医学词汇，更容易被读者接受。由此，"中风"的译文，建议选取标准5"wind stroke disorders"。

6.2.50　厥症的英译文

从图6.50可以看出，厥症同时被5部标准收录，中文病名分别是"厥证病""厥证""厥""厥症"。英译文分别是标准1、标准2、标准3"syncope"；标准4"syncope reversal cold limbs"；标准5"syncope disorder"，还包括"qi syncope disorder；blood syncope disorder；phlegm syncope disorder"。

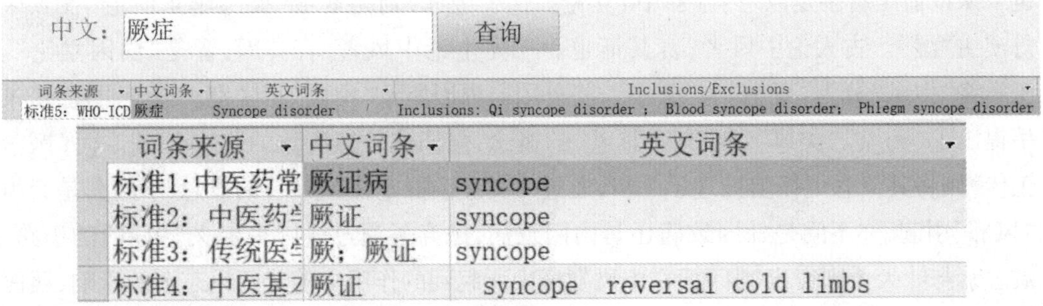

图6.50　厥症

（1）"厥症"的文献分析：厥证之名首见于《黄帝内经》，其中关于厥证的论述，十分复杂，病机涉及多个脏腑，临床表现纷繁。有学者对其病名进行了分类研究[87]。"厥证"一词，历经数千年而沿用至今。然而由于历代医家对前人临床经验、理论认知的程度、方式不同，在理解上也各有其历史局限性，故不同时期厥证学术含义有所不同。纵观历代有关厥证的诸多论述，"厥证"在古代医书中含义有两方面：一是指突然晕倒，不省人事；二是指手足逆冷。综合分析厥证诸多称谓的历史,可归纳为 5 种分类命名。①以病性分类命名。厥证,从整体上可分为"阴厥""阳厥""实厥""虚厥"。其中阳厥属热,阴厥属寒,故《素问》言"阳气衰于下则为寒厥,阴气衰于下则为热厥"。《伤寒论》中也提到了"寒厥(一名冷厥)""热厥",然以手足而言,非阴阳之分。②以病位分类命名。《素问》中提到六经之厥"巨阳之厥……阳明之厥……少阳之厥……太阴之厥……少阴之厥……厥阴之厥",除三阴三阳之厥,还提到"手太阴厥逆……手心主少阴厥逆……手太阳厥逆……手阳明、少阳厥逆",把不同症状的厥证划分到对应脏腑的经络上。《灵枢》提到"维厥"一病,后人认为维即四维,乃是身体四肢,维厥即是手足厥冷之意。《伤寒论》提到"脏结"一病,后世亦认为其为"脏厥",乃脏气结塞不通而致厥之意。清代杨璿《伤寒瘟疫条辨》曰:"杂气伏郁,阳热内迫,格阴于外,气闭不能达于四肢,甚有通身冰凉,其脉多沉滑,或沉伏,或沉细欲绝,或六脉俱闭,所云体厥脉厥是也。"认为体厥、脉厥是发生在肢体及脉络的厥证。清代廖润鸿《勉学堂针灸集成》记载了五脏六腑各属病,提到"臂厥"属肺、心,"骭厥"属胃,"踝厥"属膀胱,"骨厥"属肾。③以病因分类命名。《素问》言"阳气者,烦劳则张,精绝辟积于夏,使人煎厥。阳气者,大怒则形气绝,而血菀于上,使人薄厥",认为夏暑伤气而致煎厥,若血积于胸中,阻碍气道,气血相迫则致薄厥。《伤寒论》提到"蛔厥"一病,乃是胃中虚冷,吐长虫所致。清代庆恕《医学摘粹》曰"如因痰动而得者,名为痰厥""如因醉后而得者,名为酒厥"。清代程杏轩《医述》记载"有食后着寒着气而暴死者,名曰食厥……有大怒载血瘀于心胸而暴死者,名曰血厥",认为食厥是饮食后感邪而致,血厥是因为怒火将血淤聚于心胸而致。清代林佩琴《类证治裁》云"色厥乃纵欲竭情,精脱于下,气脱于上",认为色厥的产生是纵情过度。清代刘松峰《松峰说疫》载"凡人感瘟疫,视其症脉,尚不至殒命不救。而突然无气,身直,甚至无脉,且不可惊慌,视为告终,此疫厥也",认为疫厥是因为感染瘟疫后突然无气、无脉而致厥。清代张璐《张氏医通》言"二阳一阴发病,名曰风厥",认为风厥乃是二阳(阳明胃)及一阴(厥阴肝)发病导致。日本学者丹波元简《救急选方》载"气厥即中气,因七情内伤气逆为病",认为气厥是因为情志为病导致气逆而厥。日本学者丹波元坚《杂病广要》云"有血厥者,因而吐衄过多,上竭下厥",认为血厥是因为阳气妄行于上,阴血无所依附,气血相离,不居本位而致。④以病状分类命名。《素问》曰"手足少阴太阴足阳明五络俱竭,令人身脉皆重而形无知也,其状若尸,或曰尸厥",认为尸厥其状类尸而名。《张氏医通》言"骨痛爪枯为骨厥。两手指挛急,屈伸不得,爪甲枯厥为臂厥。身立如椽为肝厥"。⑤以证候分类命名。《灵枢》载有"恐惧而不解则伤精,精伤则骨痠痿厥,精时自下",认为恐惧伤肾,肾虚精伤而痿厥。《素问》曰"卧出而风吹之,血凝于肤者为痹,凝于脉者为泣,凝于足者为厥,此三者,血行而不得反其空,故为痹厥也",认为感邪致血脉不行而成痿厥。隋代杨上善编著《黄帝内经太素》云"肺为金脏,主于狂厥;肾为水脏,主于水胀。五脏不安,金以生水,故水子虚者,金母乘之,故狂厥逆也",认为狂厥是肾水子虚,肺金母乘之故。清代王泰材《薛氏湿热论歌诀》言"壮热神昏为痉厥"。《医述》曰"肾络与胞络内绝……二络不通于下,则痱厥矣",认为肾虚导致肾络与胞络不通于下则成痱厥。清代罗美《古今名医汇粹》言"二阴急为痫厥"。二阴为少阴,脉急者为风寒邪乘心肾,故为痫为厥。

(2)"厥症"的英译文分析:"厥症"的英译文分别是标准1、标准2、标准3"syncope";标准4"syncope reversal cold limbs";标准5"syncope disorder",还包括"qi syncope disorder;blood syncope disorder;phlegm syncope disorder"。5部标准中都用到syncope来翻译厥症,syncope一词在《韦氏大词典》中的含义是:loss of consciousness resulting from insufficient blood flow to the brain(流向大脑的血流量不足而导致意识丧失)。此含义与厥症的"突然晕厥"的含义一致。可以看出,syncope的含义与中医"厥症"的含义没有完全对应,但是5个标准都采用syncope一词进行翻译,笔者建议采用syncope来翻译,先实现术语翻译的一致性,后续再根据语境进行注释补充,最终达到约定俗成的效果。

中医病名"厥""厥症""厥证",存在命名不统一的现象。在中医病名中,含有"痹""痿""厥"的病名很多,可以作为中医病名分类中的大类。此类病名的译文,有学者建议直接采用音译法来进行翻译,笔者认为此法可行,但要区分读者对象。对于对中医很熟悉的读者,音译法完全不影响他们对中医的理解,并且音译法在拼读和拼写方面都有简洁的优势。在读者对象不明确或存在多层次水平的读者情况下,直译和意译都可取。

6.2.51 气瘿的英译文

从图6.51中可以看出,气瘿同时被标准1和标准5收录,病名分别为"瘿病""气瘿"。英译文分别是标准1"goiter"和标准5"qi goiter disorder"。

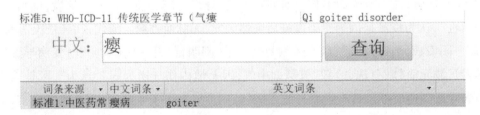

图6.51 气瘿

(1)"气瘿"的文献分析:瘿气(或称气瘿)是古代"五瘿"之一,因气郁、痰浊壅结颈前,以颈前肿大、烦躁易怒、心悸、汗出、突眼、大便次数增加为典型临床表现的疾病,俗称"大脖子病"。"瘿气"一词首见于宋代《太平圣惠方》。《诸病源候论》云:"气瘿之状,颈下皮宽,内结突起,腿腿然,亦渐长大,气结所致也。"《诸病源候论》云:"瘿者,由忧患气结所生,亦曰饮沙水,沙随气入于脉,搏颈下而成之。"本病相当于西医的单纯性甲状腺肿。

现代的《中医外科学》教材从1版到10版中有关瘿病下属分类的具体疾病谱系包括

"气瘿""肉瘿""筋瘿""血瘿""石瘿""瘿痈",使瘿病覆盖了现代医学完整的甲状腺良性、恶性和炎性病变范畴,符合甲状腺疾病现代医学逻辑,有助于中西医结合开展病因病理分析和临床诊疗[88]。

（2）"气瘿"的英译文分析："气瘿"的英译文分别是标准1"goiter"和标准5"qi goiter disorder"。两个标准中都用goiter来翻译,在《韦氏大词典》中,goiter的含义："an enlargement of the thyroid gland visible as a swelling of the front of the neck（甲状腺肿大,表现为颈部前部肿胀）"。为了突出中医病名话语,标准5采用的翻译方法,在goiter前面加上qi,突出了中医病名命名的特点,有助于译语话语权的实现。因此,建议将"气瘿"翻译为"qi goiter disorder"。

6.2.52 消渴的英译文

从图6.52可以看出,消渴同时被5部标准收录,中文病名基本一致,分别为"消渴病""消渴"。英译文分别是标准1"wasting-thirst;diabetes";标准2和标准4"consumptive thirst";标准3"wasting-thirst";标准5"wasting thirst disorder"。

中文：	消渴	查询

词条来源	中文词条	英文词条
标准1:中医药常	消渴病	wasting-thirst;diabetes
标准2: 中医药	消渴	consumptive thirst
标准3: 传统医	消渴；消渴病	wasting-thirst
标准4:中医基	消渴	consumptive thirst
标准5:WHO-ICD	消渴	Wasting thirst disorder

图6.52 消渴

（1）"消渴"的文献分析:先秦时期有"病消"一词,即"消病",并言此病可以死人,说明对这个病的预后有初步的认识。至《黄帝内经》时期,中医对糖尿病认识有了很大的发展,病名的内涵不断丰富,出现了多种表达,如消渴、脾瘅、消中、鬲消、消瘅等。《说文》曰："消,尽也。"《广雅释诂》曰："消,减也。"《素问·皮部论》曰："热多则筋弛骨消。"糖尿病患者即肌肉消减,甚则殆尽。"消"除有"减""瘦"之意外,《素问·阴阳别论》又赋其医学意义,曰"二阳结谓之消",可见"消"又和"热"联在一起。"消瘅"一词出自《灵枢·五变》篇："五脏皆柔弱者,善病消瘅……薄皮肤,而目坚固以深者,长冲直扬,其心刚,刚则多怒,怒则气上逆。胸中蓄积,血气逆留,皮充肌,血脉不行,转而为热,热则消肌肤,故为消瘅。"消渴一词出自《素问·奇病论》："此肥美之所发也,此人必数食甘美而多肥也,肥者令人内热,甘者令人满,故其气上溢,转为消渴。"在《黄帝内经》时代,尚未形成对消渴病的科学分类,但出现了概括不同类型的病名。《素问·脉要精微论》云："瘅成消中。"王冰注云:"消中之证善食而瘦。"林亿等新校正云:"详王冰以善食而瘦为消中。""消中"一名由此而来。脾瘅出自《素问·奇病论》:"有病口甘者,此五气之溢,名曰脾瘅。"《黄帝内经》所云"消中"和"脾瘅"为一类,即后人所称"中消""脾消"。盖因脾经燥热,饮食入腹,入汤沃雪,随小便而出者。《素问·气厥论》云:"心移寒于肺,肺消,肺消者,饮一溲二,死不治。"又云:"心移热于肺,传为鬲消。""鬲消"变作"隔消""肺消",为后世所言之"上消"。《黄帝内经》之"肺消"最初意非"上消","上消"一般指因肺经脏有热而口渴多饮者。心移热于肺可以使其然,而移寒于肺则无上消典型证候。《黄帝内经》此处之肺消,可能指消渴病的一种晚期类型。尤怡曰:"肺寒则气不化,不化则水不布,不布所饮之水,直趋而下,且并身中所有之津,尽从下趋之势,有降无升,生气乃息,故曰饮一溲二,死不治。""肺消"为"上消"别称,是后世所演。此外,"肺消瘅"一词出自《史记·扁鹊仓公列传》,"齐章武里曹山跗病,臣意诊其脉曰:肺消瘅也",其似"鬲消"一类。消渴一词至东汉后被广泛使用,并逐渐取代"消瘅"。宋以后明确提出了"三消"及"上消、中消、下消"之名词,其含义及相互关系如《临床指南医案》所云:"三消之病,三焦受病也。上消者,渴证也,大渴引饮,随饮随渴,以上焦之津液枯涸。古云其病在肺,而不知心脾阳明之火皆能熏灸而然,故又谓之膈消也。中消者,中焦病也。多食善饥,不为肌肉而日加消瘦,其病在脾胃,又谓之消中也。下消者,下焦病也。小便黄赤,为淋为浊,如膏如脂,面黑耳焦,日渐消瘦,其病在肾,故又名肾消也。"

(2)"消渴"的英译文分析:从病名术语规范化角度出发,消渴和消渴病可合并为"消渴病"一个病名。该病与西医的糖尿病的症状有很多相似之处,可参考互用,但不可同等而语。就像中医的心翻译为 heart,但是内涵差别很大,这里面牵涉中西医思维方式和理论体系的差异问题,是中医学习者需要另外学习的东西。通过中医知识模块的组合,最终构成完整的中医知识体系。消渴在几部标准中的翻译,标准 1 采用直译法和借用西医词汇法,翻译为 wasting – thirst;diabetes(糖尿病)。标准 2 和 4 采用直译法,翻译为 consumptive thirst 和 consumptive,标准 3 和 5 翻译为 wasting – thirst 和 wasting thirst disorder,《新牛津英语词典》里解释为 consumptive:affected with a wasting disease,especially pulmonary tuberculosis(患有消耗性疾病,尤其是肺结核)。《牛津英语词典》里的解释:a wasting disease or illness is one that causes sb to gradually become weaker and thinner(指疾病)消耗性的,使消瘦的,使虚弱的。综上所述,标准 5 的译文"wasting thirst disorder"与"消渴"的语义更符合,更能表达中医的话语,突显译语话语权。

6.2.53 郁证的英译文

从图 6.53 可以看出,郁证同时被标准 4 和标准 5 收录,中文病名完全一致,为"郁证"。英译文分别是标准 4 "stagnation syndrome;depression syndrome";标准 5 "depression disorder",还包括"melancholy disorder;depressive disorder;postpartum depression disorder;

pregnancy depression disorder"。

词条来源	中	英文词条	Inclusions/Exclusions
标准4：中医基本名词术语中	郁证	stagnation syndrome；depression syndrome	
标准5：WHO-ICD-11 传统医	郁证	Depression disorder	Inclusions: Melancholy disorder; Depressive disorder; Postpartum depression disorder; Pregnancy depression disorder

图 6.53　郁证

（1）"郁证"的文献分析：郁（鬱）本义为气味浓烈,芳草繁盛。《说文解字》注："鬱,木丛生也。"《诗经·秦风》曰："郁,积也。"此为草木繁盛之意。《素问·六元正纪大论》云："郁极乃发。"《吕氏春秋·达郁》云："病之留,恶之生也,精气郁也。"此为阻滞不通之意。《舞赋》载："马材不同,各相倾夺……或有宛足郁怒。"此为愤恨郁怒之意。《管子·内业》云："忧郁生疾,病困乃死。"此为情志抑郁之意。郁的含义从草木繁盛到天地之气、脏腑精气闭塞不通逐渐演化为情志抑郁。

《黄帝内经》提出了五郁和七情理论。五郁：木郁、火郁、土郁、金郁、水郁。七情是喜、怒、忧、思、悲、恐、惊,代指人的情感、情绪反应和认知活动。《黄帝内经》强调,七情失常易出现精神、情志异常,为后世"七情致郁"提供了理论基础。

张仲景的《伤寒杂病论》虽未提出"郁病"之名,但脏躁、百合病、梅核气、奔豚等在病机和症状上与郁病十分契合。除了这 4 种代表性郁病,张仲景在《伤寒杂病论》中散在描述了多种与郁病有关的疾病或症状,如"心悸""烦""懊恼""梦失精""喜忘""虚劳""不得眠"等。为中医郁病理论奠定了理论和临床基础。郁病的证治亦散见于后世医家的论著,其病机逐渐丰富起来,如巢元方、李东垣认为郁病与脏腑虚损相关,孙思邈认为郁病与肝相关,王焘、陈无择认为郁病与七情相关,张从正认为郁病与肝脾郁结相关,朱丹溪认为郁不离中焦等。然而在诸多医家的论述中,广义郁证和狭义郁证始终处于混淆状态。明代以后,张景岳首次提出"因郁致病",明确了狭义郁证的概念为情志抑悒忧郁的疾病。广义郁证和狭义郁证在含义上从相互渗透到层次分明,狭义郁证逐渐脱离了"症候"概念,最终其病名正式由"郁证"改为"郁病",而其病因病机亦扩大为情志所伤、脏气易郁导致气机郁滞,脏腑功能失调[89]。

（2）"郁证"的英译文分析："郁证"的英译文分别是标准 4 "stagnation syndrome；depression syndrome"；标准 5 "depression disorder",还包括"melancholy disorder；depressive disorder；postpartum depression disorder；pregnancy depression disorder"。

结合前文对"郁证"的文献分析,"郁证"与西医的抑郁证相近,与情绪密切相关。因此在选词时,选用表达情绪类的词语更能体现"郁证"的语义。两部标准中,主要为 stagnation 和 depression 的选词差异,在《牛津英语词典》中,stagnation 的含义是：①to stop developing or making progress(停止发展或进步);②to be or become stagnant(因不流动而变得污浊),该词语与情绪联系不大。Depression 的含义是:①a medical condition in which a person feels very sad and anxious and often has physical symptoms such as being unable to sleep,etc.(抑郁症;精神忧郁);②the state of feeling very sad and without hope(抑郁;沮丧;消沉)。很明显,depression 一词更能表达中医"郁证"的语义,因此建议将"郁证"翻译为"depression disorder"。

6.2.54　不寐的英译文

从图6.54可以看出,不寐同时被标准2和标准5两部标准收录,中文病名完全一致,即"不寐"。英译文分别是标准2"insomnia"和标准5"insomnia disorder"。

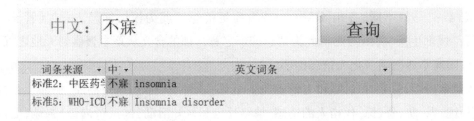

图6.54　不寐

（1）"不寐"的文献分析:《说文解字·寐部》曰:"寐,卧也"。段玉裁注:"俗所谓睡着也。""不寐"一词在古医书中,指经常不能获得正常睡眠的一类疾病。历代称谓有"不得卧""卧不安""不得眠""目不瞑"等,替换"寐"字的相关术语较多,但不出"卧""睡""眠""瞑"之左右。这些相关名称在不同语境中,含义有所差异。"睡",有"坐寐"之意;"瞑",又有"翕目"之解;"卧"有"伏"之说,都不能精确表达"寐"的状态。

《黄帝内经》关于"不寐"的记载主要有"不卧""少卧""不得卧""不能卧""不得安卧""卧不安""目不瞑""夜不瞑""不能眠"等词语。均属"不寐"范畴。后世医书多以"不得卧"为主要病名,论述"不寐"相关证候。《外台秘要》卷二中论治"伤寒不得眠""病后不得眠""虚烦不得眠"等,并在卷三论天行病时首次提出"失眠"这一病名,"余应之曰:夫今诊时行,始于项强歃色,次于失眠发热,中于烦躁思水,终于生疮下痢,大齐于此耳"。"失眠"病名的提出,并未获得重视和普遍应用,在明清以后散见于医籍当中,为近现代使用的医学术语,但未进入中医书面用语及规范术语中。现代,中华人民共和国国家标准——《中医临床诊疗术语(疾病部分)》(1992 年)已将"不寐"列入法定病名,失眠归为症状性术语。《中医内科疾病名称规范研究》认为"不寐"始见于《难经》,"寐,卧也。不寐,即失眠,指经常不能获得正常的睡眠而言。由于情志不调或劳神太过,心、肝、胆、脾、肾等脏腑功能紊乱,气血亏虚,阴阳失调,心神不安而成本病"。《中国大百科全书》

《中医大辞典》《中医内科学》等,均收录了"不寐"条目。《中国大百科全书》这样定义"不寐":"即失眠,以夜间不易入睡或睡而易醒为主要症状。不寐可以作为主症出现于临床,兼见头痛、眩晕、心悸、健忘等症,也可以作为兼症并见于其他疾病中。""寐"与"寤"相对,表达"睡着"之意,语义较精确单一。"不寐",作为广义概念,最终成为统一"不得卧""不得眠""不能睡""目不瞑"等诸多相关术语的规范名词。

(2)"不寐"的英译文分析:"不寐"的英译文分别是标准 2"insomnia"和标准 5"insomnia disorder"。两部标准在翻译时,都选用 insomnia 一词。在《牛津英语词典》中,insomnia 一词的含义:"the condition of being unable to sleep 失眠(症)",结合上文的"不寐"文献分析,不寐与西医的失眠含义基本对应,因此建议"不寐"的译文选用标准 5"insomnia disorder"。

6.2.55　多寐的英译文

从图 6.55 可以看出,多寐同时被标准 2 和标准 5 两部标准收录,中文病名完全一致,为"多寐"。英译文分别是"somnolence""somnolence disorder"。

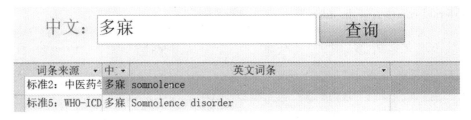

中文:	多寐		查询
词条来源 ▾	中	英文词条 ▾	
标准2:中医药学	多寐	somnolence	
标准5:WHO-ICD	多寐	Somnolence disorder	

图 6.55　多寐

(1)"多寐"的文献分析:"多寐"一词,始见于清代沈金鳌《杂病源流犀烛》,其主要特征为不分昼夜,时时欲睡,呼之即醒,醒后复睡。对多寐的认识,最早可追溯到《黄帝内经》时期。由于时代背景的特殊性,历代医家对多寐的理解存在较多差异,故其称谓亦不尽相同。其病名除多寐外亦有"多卧""好卧""多眠""嗜卧"之称。清代沈金鳌《杂病源流犀烛》中首次提出"多寐"一词,"多寐,心脾病也。一由心神昏浊,不能自主;一由心火虚衰,不能生土而健运"。至此,"多寐"正式作为病名被提出,并沿用至今。《灵枢·大惑论》名之为"多卧",如"人之多卧者,何气使然? 岐伯曰:此人肠胃大而皮肤湿……皮肤湿则分肉不解,其行迟……故阳气尽则卧,阴气尽则寤。故肠胃大则卫气行留久;皮肤湿,分肉不解,则行迟。留于阴久也,故多卧矣"。《灵枢·天年》载:"六十岁,心气始衰,苦忧悲,血气懈惰,故好卧。"年龄与寐寤有着密切的关系。东汉张仲景《伤寒论》有云:"夫卫气者,昼则行阳,夜则行阴。行阳则寤,行阴则寐。阳气虚,阴气盛,则目瞑,故多眠,乃邪传于阴而不在阳也。"嗜卧病名出自《素问·诊要经终论》,亦见于出土的汉代《马王堆汉墓医书》中。金元时期李东垣《脾胃论》云:"脾胃之虚,怠惰嗜卧。"指出了脾胃盛衰与寐寤的关系。自《黄帝内经》以来,关于"多寐",诸家论述多以"多眠""嗜卧""多卧"来命名,后世"多寐"的病名得到了较为广泛的应用。

(2)"多寐"的英译文分析:"多寐"的英译文分别是标准2"somnolence"和标准5"somnolence disorder"。Somnolence 一词,在《韦氏大词典》中的含义:"the quality or state of being drowsy sleepiness 困倦度或困倦状态"。结合上文对"多寐"的文献分析,somnolence 的语义与多寐的语义基本对应,同时两部标准的选词也一致,因此建议选用标准5"somnolence disorder"。

6.2.56　外感病的英译文

从图6.56可以看出,标准5的"外感病"的"外感"在其余4部标准中的3部标准中收录,其病名分别是标准1"外感高热(病)";标准2"外感热病、外感高热、外感咳嗽";标准4"外感热病、外感发热、外感温病"。英译文分别是标准1"high fever of external contraction";标准2"heat disease;exogenous high fever;exogenous cough";标准4"external-contraction febrile disease;external-contraction fever;external-contraction warm disease";标准5"external contraction disorders"。

中文：外感　　　　　　　　　　查询

词条来源	中文词条	英文词条
标准1:中医药常用名	外感高热(病)	high fever of external contraction
标准2:中医药学名词	外感热病	heat disease
标准2:中医药学名词	外感高热	exogenous high fever
标准2:中医药学名词	外感咳嗽	exogenous cough
标准4:中医基本名词	外感热病	external-contraction febrile disease
标准4:中医基本名词	外感发热	external-contraction fever
标准4:中医基本名词	外感温病	external-contraction warm disease
标准5:WHO-ICD-11	外感病	External contraction disorders

图6.56　外感病

(1)"外感病"的文献分析:标准5的"外感病"的"外感"在其余4部标准中的3部标准中收录,其病名分别是标准1"外感高热(病)";标准2"外感热病、外感高热、外感咳嗽";标准4"外感热病、外感发热、外感温病"。

中医依病因将内科病分为外感病及内伤病两大类。外感病者,外感受风寒暑湿燥火六淫和疫疠之气是也;内伤病者,七情太过、饮食劳倦等损伤是也。外感病与内伤病常相因为患,即有内伤病基础者因体弱常致外感,而外感病又常致内伤病复发或加重。但外感病无论相对单纯者,抑或兼有内伤病基础者,其表现的病性必有寒有热[90]。外感病可分为伤寒、中风、湿温、风温、春温、时疫等不同类型。

（2）"外感病"的英译文分析："外感病"的英译文分别是标准 1"high fever of external contraction"；标准 2"heat disease；exogenous high fever；exogenous cough"；标准 4"external-contraction febrile disease；external-contraction fever；external-contraction warm disease"；标准 5"external contraction disorders"。由于标准 1、2、3、4 中纳入的病名中包含术语"外感"，因此，将标准 5 中"外感"与其余 4 部标准进行对比分析。为了达到术语译文约定俗成的效果，在 5 部标准中被一致使用的翻译作为首先考虑译文，因为这些译文经过时间的检验和专家不断的鉴定，渐渐作为规范化术语译文，后来学者在此基础上继续运用，译文的使用频率、使用人数，对译文达到约定俗成的程度有很大影响。另外，翻译没有绝对的对错，对于已经达到基本一致的术语译文，剩余的任务是将其规范化，不断地使用，促进传播。因此，建议"外感病"的译文，选用几部标准中相同的译文，翻译为"external contraction disorders"，此处，因为外感病的种类很多，故 disorder 一词用复数形式。

6.2.57　时行感冒的英译文

从图 6.57 可以看出，时行感冒同时被 5 部标准收录，中文病名完全一致，都为"时行感冒"。英译文分别是标准 1、标准 2、标准 3、标准 4"influenza"；标准 5"seasonal cold disorder"，不包括"common cold disorder"。

中文：时行感冒		查询	
词条来源	中文词条	英文词条	Inclusions/Exclusions
标准1:中医药常用名	时行感冒	influenza	
标准2: 中医药学名	时行感冒	influenza	
标准3: 传统医学名	时行感冒	influenza	
标准4: 中医基本名	时行感冒	influenza	
标准5: WHO-ICD-11	时行感冒	Seasonal cold disorder	Exclusions: Common cold disorder

图 6.57　时行感冒

（1）"时行感冒"的文献分析：时行感冒属于中医外感热病的范畴，为具有传染性的时行疫邪之毒侵袭人体而致病，多由四时不正之气、天行疫病之气流行所致，见于温病中的"风温""春温""湿温""伏暑"及伤寒中的"太阳病""阳明病"。时行感冒四季皆可发病，冬春二季多发，因"春有余寒，热疫易行，冬有烈风，寒疫易行"。时行疫邪分为热疫、寒疫、燥疫、火疫、湿疫和暑疫，其中以热疫、寒疫侵袭人体为多见。六淫之邪犯人体必夹时疫邪毒，正如清代徐延柞在其《医医琐言》中所指："六淫之邪无毒不犯人。"西医称为流行性感冒，即感受四时不正之气，发病呈流行性之感冒病证。

（2）"时行感冒"的英译文分析："时行感冒"的英译文分别是标准 1、标准 2、标准 3、标准 4"influenza"，标准 5"seasonal cold disorder"，不包括"common cold disorder"。Influenza 一词，在《牛津英语词典》中的含义："an infectious disease like a very bad cold，that causes fever，pains and weakness（一种传染病，如重感冒，会导致发热、疼痛和虚弱）"。是

西医病名,缩写为 flu。在翻译"时行感冒"时,influenza 容易使读者产生西医思维来思考病名含义,影响后续的辨证治疗。从译语话语权出发,建议将"时行感冒"的译文采用标准 5 的译文 seasonal cold disorder,引导读者建立中医思维,思考中医是怎么来认识和治疗疾病。同时也保留了中医的话语,彰显了译语话语权,有助于中医话语体系的构建。

6.2.58 霍乱的英译文

从图 6.58 可以看出,霍乱同时被 5 部标准收录,病名基本一致,分别是"霍乱病""霍乱"。英译文分别是标准 1、标准 2、标准 3、标准 4"cholera";标准 5"severe vomiting and diarrhoea disorder",不包括"diarrhea disorder;cholera"。

中文:霍乱		查询	
词条来源	中文词条	英文词条	Inclusions/Excl
标准1:中医药常用名	霍乱病	cholera	
标准1:中医药常用名	寒霍乱	cold cholera	
标准1:中医药常用名	热霍乱	heat cholera	
标准1:中医药常用名	干霍乱	dry cholera	
标准2:中医药学名词	霍乱	cholera	
标准3:传统医学名词	霍乱	cholera	
标准3:传统医学名词	干霍乱	dry cholera	
标准4:中医基本名词	霍乱	cholera	
标准4:中医基本名词	干霍乱	dry cholera	
标准4:中医基本名词	寒霍乱	cold cholera	
标准4:中医基本名词	热霍乱	heat cholera	
标准4:中医基本名词	湿霍乱	dampness cholera	
标准4:中医基本名词	暑霍乱	summerheat cholera	
标准5:WHO-ICD-11	霍乱	Severe vomiting and diarrhoea disorder	Exclusions: Diarrhea disorder; Cholera

图 6.58 霍乱

(1)"霍乱"的文献分析:霍乱,病名。又称触恶。泛指突然剧烈吐泻,心腹绞痛的疾病。《灵枢·五乱》:"清气在阴,浊气在阳,营气顺脉,卫气逆行,清浊相干,乱于胸中,是谓大悗……乱于肠胃,则为霍乱。"《诸病源候论·霍乱病诸候》:"霍乱者,由人温凉不调,阴阳清浊二气有相干乱之时,其乱在于肠胃之间者,因遇饮食而变发。"《杂病源流犀烛·霍乱源流》:"皆由中气素虚,或内伤七情,或外感六气,或伤饮食,或中邪恶、污秽气及毒气,往往发于夏秋。"①指剧烈吐泻且有传染性的病症。《伤寒溯源集·霍乱证治》:"此皆六气胜复之变也……或为诸寒湿之间气客气所胜者亦然,且尤于阴晴风雨,酷暑暴寒之中,每每有之。一家之中,一里内,或阖境皆然,乃时行寒湿也。"症见突然心腹绞痛,上吐下泻,躁乱烦闷,甚则转筋,手足厥逆等。②指严重吐泻的病症。多因暑天感湿或饮食失节所致。《医学入门》卷二:"三焦,水谷道路。邪在上焦,吐而不利;邪在下焦,利而不吐;邪在中焦,上吐下利。病因饮食不节,清浊相干,阴阳乖隔,轻者止曰吐利,重者挥霍扰乱,乃曰霍乱。"《医学心悟》卷三:"又有暑天受湿,呕吐泻利,发为霍乱。此停食伏饮所致。宜分寒热治之,热者口必渴,黄连香薷饮主之;寒者口不渴,藿香正气散主之。"

根据病因与症状的不同,又分干霍乱、湿霍乱、暑霍乱、热霍乱等。

西医霍乱(cholera),早期译作虎力拉,中医俗称触恶,是由霍乱弧菌所致的烈性肠道传染病,临床上以剧烈无痛性泻吐,米泔样大便,严重脱水,肌肉痛性痉挛及周围循环衰竭等为特征,能在数小时内造成腹泻脱水甚至死亡。霍乱是由霍乱弧菌所引起的,通常是血清型 O1 的霍乱弧菌所致,但是在 1992 年曾经有 O139 的新血清型造成流行。霍乱弧菌存在于水中,最常见的感染原因是食用被患者粪便污染过的水。霍乱弧菌能产生霍乱毒素,造成分泌性腹泻,即使不再进食也会不断腹泻,洗米水状的粪便是霍乱的特征。

(2)"霍乱"的英译文分析:"霍乱"的英译文分别是标准 1、标准 2、标准 3、标准 4 "cholera";标准 5 "severe vomiting and diarrhea disorder",不包括" diarrhea disorder;cholera"。基于"霍乱"的文献分析,中医"霍乱"病名与西医"cholera"的含义不完全对应。中医霍乱的含义范围更大一些。Cholera 一词,在传入中国翻译成中文时,先期采用音译法"虎力拉",后期借用中医词汇"霍乱"。西医在中国发展到今天,西医病名霍乱已经很好地融入中国的医学体系中,提到"霍乱",很多人想到的可能是西医的病名、病因、治疗等,而对中医的"霍乱"含义模糊。现在,我们要将中医病名"霍乱",翻译传播出去,采用什么样的翻译,能很好地保留中医的话语,彰显中医译语话语权?分析几部标准的译文可以发现,标准 1、2、3、4 的译文都是借用西医词汇 cholera,这样的翻译结果会让中医霍乱的含义范围变小,让读者认为中医霍乱与西医霍乱完全一致。标准 5 的译文不同于前 4 个标准,译文为"severe vomiting and diarrhea disorder",但注明不包括"diarrhea disorder;cholera"。可以看出,随着时间的推移,学者、译者对中西医认识的深入,对中医传播意义的重视,将中医"霍乱"与西医霍乱区分开,采用症状描述性方法进行翻译,并注明与 cholera 区分开。这种方法符合译语话语权的表达,有利于中医话语体系的构建和传播。

6.2.59　疟疾的英译文

从图 6.59 可以看出,疟疾同时被 5 部标准收录,病名基本一致,分别是"疟疾(病)" "疟疾"。英译文分别是标准 1、标准 2、标准 3、标准 4 "malaria";标准 5 "alternating fever and chills disorder",不包括"malaria"。

词条来源	中文词条	英文词条	Inclusions/Exclusions
标准1:中医药常用名	疟疾(病)	malaria	
标准2:中医药学名词	疟疾	malaria	
标准3:传统医学名词	疟疾	malaria	
标准4:中医基本名词	疟疾	malaria	
标准5:WHO-ICD-11	疟疾	Alternating fever and chills disorder	Exclusions: Malaria

中文:疟疾　　查询

图 6.59　疟疾

（1）"疟疾"的文献分析：中医疟疾，病名，简称为疟。《说文解字》曰："热寒休作。"是以间歇性寒战、高热、出汗为特征的传染病。多发于夏秋季节及山林多蚊地带。《黄帝内经》又名痎疟，《金匮要略》名为疟病，《太平圣惠方》始有"疟疾"之名。发病多因风寒暑湿之邪客于营卫所致。按临床证候分类，有风疟、暑疟、湿疟、痰疟、食疟、寒疟、温疟、风热疟等。按发病时间分类，有间日疟、三日疟、正疟、子母疟、夜疟、鬼疟、暴疟、游疟、老疟、久疟、阴疟、阳疟等。按诱发因素及流行特点分类，有劳疟、虚疟、瘴疟、疫疟等。按脏腑、经络分类，有五脏疟、三阳经疟、三阴经疟等。

西医疟疾，是一种经按蚊叮咬而感染疟原虫所引起的虫媒传染病。临床以周期性寒战、发热、头痛、出汗、贫血、脾大为特征。儿童发病率高，大都于夏秋季节流行。患者经疟蚊叮咬或输入带疟原虫者的血液而感染。典型的疟疾多呈周期性发作，表现为间歇性寒热发作。一般在发作时先有明显的寒战，全身发抖，面色苍白，口唇发绀，寒战持续10 分钟至2 小时，接着体温迅速上升，常达40 ℃或更高，面色潮红，皮肤干热，烦躁不安，高热持续2～6 小时后，全身大汗淋漓，大汗后体温降至正常或正常以下。经过一段间歇期后，又开始重复上述间歇性定时寒战、高热发作。

（2）"疟疾"的英译文分析："疟疾"的英译文分别是标准1、标准2、标准3、标准4"malaria"；标准5"alternating fever and chills disorder"，不包括"malaria"。结合"疟疾"的文献分析和上文对"霍乱"的分析，中医"疟疾"与西医疟疾有区别，中医以症状命名，标准5 采用症状描述翻译为"alternating fever and chills disorder"，更能体现中医病名命名的话语，有利于中医译语话语体系的构建，有利于突显译语话语权。

6.2.60　蛊的英译文

从图6.60 可以看出，蛊同时被标准4 和标准5 收录，病名不太一致，分别为"蛊毒""蛊病"。英译文分别是标准4"parasitic toxin"和标准5"parasitic disorder"。

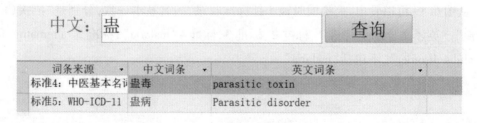

图6.60　蛊

（1）"蛊"的文献分析：古代文献中关于"蛊"的记载较早，有许多"蛊"的解释不尽相同，"蛊"主要是以巫蛊、蛊虫、蛊毒、蛊疾等形式出现，并在不同文献史料中的说法有异。蛊虫、蛊毒、蛊疾多出现于医学典籍中，直观、形象地反映了地域上的环境差异。蛊疾、蛊毒可称为"蛊毒病",而导致生病的主要诱因便是虫蛊,并且其制造和治疗方法在古代医学典籍中的记载尤详。最早的中医经典《黄帝内经》中便有蛊病的说法,将"蛊"视为一种病因概念而存在。《素问译解》则记载:"脾传之肾,病名曰疝瘕,少腹冤热而痛,出白,一名曰蛊。"药物学经典《神农本草经》中记有治疗蛊毒的药物及其具体产地:"长石味辛寒。主治身热,四肢寒厥,利小便,通血脉,名目,去翳眇,去三虫,杀蛊毒。久服不饥。一名方石头。生长子山谷。"《医方类聚·伤寒门》记载:"……十种蛊病,反胃吐食,呕逆恶心,饮食不消,天行时病,妇人多年,月露不通,或腹如怀孕多血,天阴即发……"《太平经合校》记:"今疥虫蚤虱小小,积众多,共食人,蛊虫者杀人,疥虫蚤同使人烦懑,不得安坐,皆生疮疡"从其病症、治疗方法来看,其主要症状体现为风热、小便不通、气脉不畅、腹痛、呕吐、经血不调、生疮、瘙痒等。

(2)"蛊"的英译文分析:"蛊"的英译文分别是标准4"parasitic toxin"和标准5"parasitic disorder"。标准4和标准5都用parasitic(寄生的)来翻译"蛊",将"蛊"理解为西医的寄生虫病。结合"蛊"的文献分析,"蛊"除了指代疾病外,还带有政治、经济、文化、环境色彩。中医病名中,带有浓烈文化色彩的病名,该采取什么翻译方法进行翻译是值得研究讨论的问题。一方面,从医学的科学性出发,病名应该客观,翻译时可借用对应西医词汇来翻译;另一方面,从译语话语权出发,要保留中医病名的话语权。"蛊"的含义比西医寄生虫病的含义要广泛很多,但是内在含义带有一些现代人认为不科学的地方。考虑到术语标准的严谨性、规范性,建议翻译时采用借用西医词汇的方法,传播蛊病的医学含义。

6.2.61　流痰的英译文

从图6.61可以看出,流痰相关病名同时被标准1、标准4和标准5收录,中文病名分别是标准1"耳壳流痰病";标准4"耳壳流痰";标准5"流痰"。英译文分别是标准1"auricular pseudocyst";标准4"pseudocyst of acericle";标准5"flowing phlegm disorder;bone and joint tuberculosis disorder"。

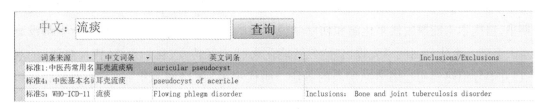

词条来源	中文词条	英文词条	Inclusions/Exclusions
标准1:中医药常用名	耳壳流痰病	auricular pseudocyst	
标准4:中医基本名	耳壳流痰	pseudocyst of acericle	
标准5:WHO-ICD-11	流痰	Flowing phlegm disorder	Inclusions: Bone and joint tuberculosis disorder

中文：流痰　　查询

图6.61　流痰

(1)"流痰"的文献分析:流痰是发生在骨与关节间的慢性化脓性疾病。因其成脓后,可在病变附近或较远的空隙处形成脓肿,破溃后脓液稀薄如痰,故名流痰。《外科医案汇编》云："痰凝于肌肉、筋骨、骨空之处,无形可征,有血肉可以成脓,即为流痰。"本病的特点是好发于骨与关节,病程进展缓慢,初起不红不热,化脓亦迟,脓水清稀,并夹有败絮样物质,溃后不易收口,易形成窦道,常可损筋伤骨而致残废,甚至危及生命。因本病发病部位不同,尚有许多不同名称。如发生于脊背的,叫龟背痰;发生在腰椎两旁的,叫肾俞虚痰;发生在环跳部的,叫附骨痰;发生在膝部的,叫鹤膝痰;发生在足踝部的,叫穿拐痰;发生在手指骨节的,叫蜒螂蛀等。名称虽异,但其病因、证候和治法及预后基本一致,故统称为流痰。本病相当于西医的骨与关节结核。

耳壳流痰,中医病名,是指耳郭局限性肿胀,内有黄色黏液,不红不痛,按之柔软为主要症状的耳郭疾病。本病和流痰是两种不同的疾病,流痰指骨关节的慢性破坏性病变,相当于骨关节结核,因溃后脓液稀薄如痰,故称流痰。本病则属痰包一类,因消后可复长,故名耳壳流痰。相当于西医的耳郭假性囊肿(渗出性软骨膜炎)。

(2)"流痰"的英译文分析:"流痰"的英译文分别是标准1"auricular pseudocyst";标准4"pseudocyst of acericle";标准5"flowing phlegm disorder;bone and joint tuberculosis disorder"。结合"流痰"的文献分析,标准1和标准4收录的"耳壳流痰"与标准5收录的"流痰"是两类病名。这里主要讨论"流痰"的翻译。从译语话语权角度出发,标准5的翻译结果,一种采用直译法,将"流痰"翻译为flowing phlegm disorder,保留了中医话语,彰显了中医话语权。一种采用意译法,将流痰的含义译出来,翻译为bone and joint tuberculosis disorder,有利于医学读者很快理解流痰的含义,但是缺少了对中医病名命名特色的认识。标准5保留两种译法,但是有主次,也不失为一种好的办法。

6.2.62　温病的英译文

从图6.62可以看出,温病同时被5部标准收录,中文病名完全一致,为"温病"。英译文分别为标准1、标准2、标准3、标准4"warm disease";标准5"warmth disorders"。

(1)"温病"的文献分析:早在《黄帝内经》中就有了温病的名称及有关证候、病因、脉象和治疗原则的记载。汉代张仲景《伤寒论》指出温病初起"发热而渴,不恶寒"的特点,书中不少处方如白虎汤、诸承气汤等,实为后世温病治法的基础。但在相当长的历史时期里,温病学未能摆脱伏寒化温和伤寒学说体系的束缚,因此在理论上和临床上都没有重大突破。金代刘河间率先提出"六气皆能化火""六经传受,自始至终,皆是热证"的观点,并倡导温热病初起用辛凉解表的方法。明代王履《医经溯洄集》进一步把温病从概念、发病机制和治法上与伤寒明确区分,指出:温病不得和伤寒混称,其治法以清里热为主。明代吴又可《温疫论》认为温疫的病因是一种戾气,无论老幼强弱,触者即病;受邪途径是自口鼻而入;治疗则以疏利为主。这些认识对于温病学形成新的理论体系有着极大的影响。迨至清代,叶天士《外感温热篇》创立卫气营血辨证的理论和方法,阐明了温病发生发展的规律,以及和伤寒的区别,把温病学说推向了新的高度,丰富了外感热病的辨

词条来源	中文词条	英文词条
标准1:中医药常用名	温病	warm dissease
标准1:中医药常用名	春温病	spring warm(disease)
标准1:中医药常用名	风温病	wind-warm disease
标准1:中医药常用名	暑温病	summer warm disease
标准1:中医药常用名	冬温病	winter warm disease
标准2:中医药学名词	温病	warm disease
标准2:中医药学名词	新感温病	newly acquired warm disease
标准2:中医药学名词	伏邪温病	warm diasease caused by incubating path
标准3:传统医学名词	温病	warm disease
标准4:中医基本名词	温病	warm disease
标准4:中医基本名词	外感温病	external-contraction warm disease
标准4:中医基本名词	新感温病	new-contraction warm disease
标准4:中医基本名词	伏气温病	latent-qi warm disease
标准5:WHO-ICD-11	温病	Warmth disorders

图6.62　温病

证内容。后来吴鞠通又在《伤寒论》六经分证和叶天士卫气营血辨证理论的基础上创立了三焦辨证,并制定出一套比较系统的温病治疗方剂,从而构成了温病学的完整体系。

现代教材对温病的定义:温病是由温邪引起的以发热为主症,具有热象偏重、易化燥伤阴等特点的一类外感急性热病[91]。常见的温邪包括风热邪气、暑热邪气、湿热邪气、暑湿邪气、温热邪气、燥热邪气、疠气、温毒等。不同的致病因素可导致不同的温病发生,如风温、暑温、湿温、暑湿、秋燥、春温、温毒、温疫等。温病的类型繁多,可根据其是否夹湿,将其大体分为两大类,即有热无湿的温热类温病及湿热兼有的湿热类疾病。其中温热类疾病包括风温、暑温、秋燥、春温、温毒、温疫等,温毒又可分为大头瘟、烂喉痧等,温疫又可分为温热疫、暑热疫等;湿热类疾病包括湿温、暑湿、湿热疫、伏暑等。温热类疾病起病较急,热象明显,易耗伤阴津,传变较快,变化较多,病程较短,以清热祛邪为治法;湿热类疾病具有湿和热两重属性的特点,起病较缓,病程较长,病势缠绵易复发,亦可耗伤阴津,以清热祛湿为治法。温病根据其发病时的病症特点是否符合时令邪气的致病特点,可分为新感温病和伏气温病两大类。感邪后即时发病,从表而发的属新感温病,病初起时多见表热证,病势由表入里,如风温、暑温、秋燥等;感邪后病邪伏藏于肌腠,过时而发,病从里而发的属伏气温病,病初起时以里热证为主,病邪可由里透外,亦可内陷深入,发病特点与时令邪气致病特点所不同,如伏暑、春温等。

(2)"温病"的英译文分析:"温病"的英译文分别为标准 1、标准 2、标准 3、标准 4

"warm disease";标准 5"warmth disorders"。结合"温病"文献分析,"温病"含义范围广泛,是一系列疾病的合称,因此在翻译时,可采用直译法来翻译整体含义,具体含义有待读者进一步学习掌握。Warm 和 warmth 是词性的差别,考虑到中医翻译话语体系的整体性,病因六邪"风、寒、暑、湿、燥、火"和此处的"温邪"的翻译在词性上要保持一致,因为是名词术语,所以建议都用名词来表示,分别翻译为"wind、coldness、summer heat、dampness、dryness、fire"和"warmth",另外,因为温病包括多种类型疾病,所以 disorders 要用复数。标准 5"warmth disorders"更能恰当地表达中医话语。

6.2.63 暑温的英译文

从图 6.63 可以看出,暑温同时被 5 部标准收录,中文病名基本一致,分别为"暑温病""暑温"。英译文分别是标准 1"summer warm disease";标准 2"warm disease in summer";标准 3"summerheat-warmth";标准 4"summerheat warmth";标准 5"summer-heat disorder"。

中文: 暑温　　　　查询

词条来源	中文词条	英文词条
标准1:中医药常用名	暑温病	summer warm disease
标准2:中医药学名词	暑温	warm disease in summer
标准3:传统医学名词	暑温	summerheat-warmth
标准4:中医基本名词	暑温	summerheat warmth
标准5:WHO-ICD-11	暑温	Summer-heat disorder

图 6.63　暑温

(1)"暑温"的文献分析:结合上文对"温病"的文献分析,"暑温"为"温病"的一种,可理解为暑热温病。暑温是感受夏暑之季的暑热病邪而引起的一种急性热病,以阳明热盛、发病急骤为特点,见发热汗多、烦渴、脉洪大等热盛症状。古代将暑温归类于暑病,直到清代才将其独立命名。清代名医吴鞠通在《温病条辨》中云:"暑温者,正夏之时,暑病之偏于热者也。"

本病多发于夏暑之季,以炎热、发病急骤、传变迅速、易耗伤津液为特点,见高热、汗多、烦渴、面赤、脉洪大等症状。因本病为感受炎热之暑热病邪致病,故其治疗原则为清暑泄热;因其炎热性质易灼伤阴液,故治病之时须顾护津液。暑温的常用方剂有白虎汤、犀角地黄汤、清营汤等。

(2)"暑温"的英译文分析:"暑温"英译文分别是标准 1"summer warm disease";标准 2"warm disease in summer";标准 3"summerheat-warmth";标准 4"summerheat warmth";标

准 5 "summer-heat disorder"。结合上文对"温病"的译文分析,为了保持中医译语话语体系的系统性,此处"暑温"建议翻译为"summerheat disorder",考虑到 heat 与 warmth 的重复,省去 warmth 一词;此处 disorder 一词不用复数,因为"暑温"是一种具体的疾病名。

6.2.64 春温的英译文

从图 6.64 可以看出,春温同时被 5 部标准收录,中文病名基本一致,分别是"春温病""春温"。英译文病名分别是标准 1 "spring warm(disease)";标准 2 "spring warm disorder";标准 3 和标准 4 "spring warmth";标准 5 "spring warmth disorder"。

中文:	春温		查询

词条来源	中文词条	英文词条
标准1:中医药常用名	春温病	spring warm(disease)
标准2:中医药学名词	春温	spring warm disorder
标准3:传统医学名词	春温	spring warmth
标准4:中医基本名词	春温	spring warmth
标准5:WHO-ICD-11	春温	Spring warmth disorder

图 6.64 春温

(1)"春温"的文献分析:结合前文对"温病""暑温"的分析,"春温"属于"温病"的一个分类。春温是温热病邪内伏、从里而发的急性热病。其多发于春冬之季,具有热盛、发病急、病情较重等特点,发病之初即见里热证候,见发热、烦渴、舌红苔黄,甚至神昏、痉厥等症状。其致病因素为温热病邪,为冬季感受邪气,郁而发热,至春感新邪而发病,属于伏邪温病。正如《黄帝内经》所云:"冬伤于寒,春必病温。"亦如宋代医家郭雍在《仲景伤寒补亡论》中所云:"冬伤于寒,至春发者,谓之温病。"

春温以里热盛为主要特点,故治疗原则以清泄里热为主,因其易耗伤津液,故病至后期须顾护阴液,养阴生津。春温的常用方剂有黄芩汤、栀子豉汤、白虎汤等。

(2)"春温"的英译文分析:"春温"的英译文分别是标准 1 "spring warm(disease)";标准 2 "spring warm disorder";标准 3 和标准 4 "spring warmth";标准 5 "spring warmth disorder"。结合上文对"温病""暑温"的译文分析,"春温"的译文建议选取标准 5 的译文 "spring warmth disorder",保持中医译语话语体系的完整性。

6.2.65 湿温的英译文

从图 6.65 可以看出,湿温同时被 3 部标准收录,中文病名完全一致,为"湿温"。英译文分别是标准 2 "damp warm";标准 3 "dampness-warmth";标准 5 "dampness and warmth disorder"。

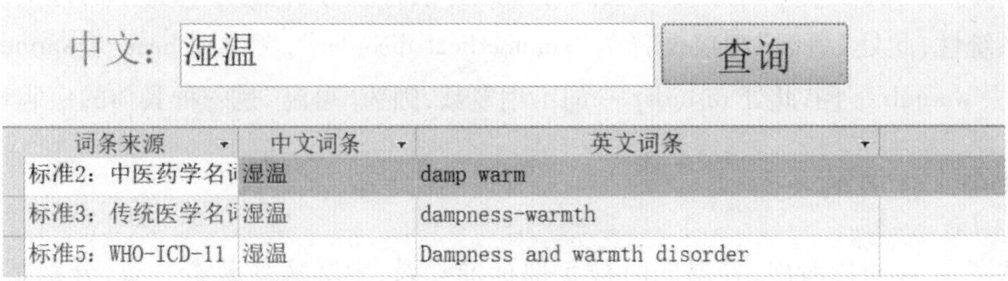

图6.65　湿温

（1）"湿温"的文献分析：结合前文对"温病""暑温""春温"的分析，"湿温"属于"温病"的一个分类。湿温是好发于夏秋多雨潮湿时节，人体感受湿热病邪而引起的急性外感热病。湿热病邪致病，既具有湿邪致病的特点，又具有热邪致病的特点。因湿为阴邪，其性重浊黏腻，与热相合，胶着难解，故湿热病邪致病起病较缓，传变较慢，病势缠绵，病程较长。湿热病邪致病主要表现为身热不扬、头重如裹、身体酸重、胸闷纳差、舌苔白腻、脉濡缓等症状。《难经·五十八难》中首记湿温病名，但该书将其归类于伤寒，直到清代医家薛生白在《湿热病篇》中才将其分类出来。本病是湿热相交，郁蒸为患，治病时须分辨湿热偏盛程度，若湿邪为重，以芳香化湿，佐以清热为治法，常用方剂如藿朴夏苓汤、三仁汤等；若热邪偏重，则以清泄里热，兼以化湿为治法，常用方剂如白虎加苍术汤、犀角地黄汤等；若湿热并重，则以辛开苦降、清热化湿为治法，常用方剂如甘露消毒丹、王氏连朴饮等[92]。

（2）"湿温"的英译文分析："湿温"的英译文分别是标准2"damp warm"；标准3"dampness-warmth"；标准5"dampness and warmth disorder"。结合上文对"温病""暑温""春温"的译文分析，"湿温"的译文建议选用标准5的译文"dampness and warmth disorder"。此处的warmth不能省略，否则湿温的含义翻译不完整，湿温是湿和热相结合导致的温病。

6.3　中医病名术语翻译模式

6.3.1　基于病名格式一致性的翻译模式

基于病名格式一致性考虑，中医病名译文后带disorder一词，提示该词语为病名术语。译语格式如ICD-11-TM1中的命名格式，这种命名格式的优点是易于辨析词语属性，对于没有中医知识基础的读者来说，如果不理解译语含义，但是最基础能判断该词属于中医病名术语;对于有中医知识基础的读者来说,能更快地理解病名含义,有助于提升对中医话语的认同感,促进中医话语的传播。Disorder 前面的部分可根据病名语言含义和文化含义,以异化策略为主,采用直译、音译等方法进行翻译,培养读者建立中医阅读思维,彰显中医语言和文化的话语权,更原汁原味地传播中医。

6.3.2　基于病名呈现系统性的翻译模式

为了体现中医术语传播系统性,中医术语翻译话语也要呈现系统性。中医知识各个模块的共有术语或词语的翻译要保持一致,比如,中医基础理论中的术语与病名术语的一致性。一个术语在中医基础理论中存在,同时在病名术语中也存在,那么,在翻译病名术语时,在不影响病名含义的前提下,术语译文要与中医基础理论术语译文保持一致,这样可以体现中医理论和中医病名是一个完整的系统,引导读者产生整体思维来学习中医。

6.3.3　基于病名命名特点的翻译模式

能按照病名命名结构直译出病名含义的病名,采用直译的方法。不能按照病名命名结构直译的病名,分析中西医病名语义对应程度来翻译。中医病名命名特点有以下几个类型。一是以病因命名,如暑温、春温、湿温。二是以病机命名,如痹病。三是以病因、病机结合命名,如风厥。四是以主症为据命名,如筋痿、肉痿、耳鸣、耳聋、善忘。五是以症候与病机结合命名,如煎厥、薄厥。六是以病因与病位结合命名,如脑风、头风。七是以主症与病位结合命名,如肉痿、筋痿、脉痿、骨痿。八是以病机与病位结合命名,如骨痹、筋痹、脉痹、肌痹、皮痹。九是以疾病的性质命名,如寒厥、热厥。十是以疾病的某些特征命名,如偏枯、奔豚。

6.3.4　基于病名语义对应关系的翻译模式

一是语义完全对应的翻译模式:针对中医病名和西医病名语义完全对应的情况,其翻译模式可采用借用西医词汇的翻译模式,有助于中医病名潜移默化地得到读者的认同。二是语义部分对应的翻译模式:针对语义部分对应的情况,结合译语话语权,可采用异化的策略、直译的方法进行翻译,有助于中医话语的表达,提升中医的话语权。三是语义不对应的翻译模式:针对语义不对应的情况,可采用意译或描述性翻译方法,准确地阐释中医病名的含义。

6.3.5　基于病名含义古今变化的翻译模式

由于中医很多病名源远流长,历经时代的沿革,概念、含义发生了变化。出现的问题是典籍中的病名和目前临床使用的病名含义不一致。例如,文中结合喉喑的文献分析,发现喉喑的含义在古代和现代存在变化。在古文献中,喉喑指失音,可用 aphonia(失音)翻译;在现代医学中,喉喑指声音嘶哑,可用 hoarseness(嘶哑)翻译;在术语标准中,4 部标准给出了不同的译文,译文传递的既有中医古文献病名的含义,又有现代中医病名的含义,鉴于这种情况,建议在翻译中医典籍时采用古文献病名的含义来翻译,在现代术语标准中采用现代中医病名来翻译,这样读者在学习中医的过程中能意识到中医病名含义的变化,有助于深刻地理解中医的内涵。

6.4 本章小结

本章从译语话语权视角对Ⅳ级一致率病名(65 条)术语的英译文进行探讨,最后得出该65 条病名的译文如下。Ⅳ级一致率病名(65 条):胁痛(lateropectoral pain disorder);肝著(liver stagnation disorder);肝痈(liver abscess disorder);惊悸(fright palpitations disorder);怔忡(spontaneous palpitation disorder);胸痹(chest impediment disorder);真心痛(true heart pian disorder);胃脘痛(stomachache disorder);嘈杂(stomach upset disorder);食积(food retention disorder);咳逆(cough with dyspnea disorder);哮病(wheezing disorder);悬饮(pleural fluid retention disorder);肺痿(lung atrophy disorder);结胸(thoracic accumulation disorder);石淋(stone strangury disorder);肾著(kidney stagnation disorder);尿崩(flooding urine disorder);遗尿(enuresis disorder);癃闭(dribbling urinary block disorder);关格(block and repulsion disorder);肾水(kidney edema disorder);疝气(hernia disorder);早泄(premature ejaculation disorder);遗精(spontaneous ejaculation disorder);阳强(persistent erection disorder);不育(male infertility disorder);痹病(joint impediment disorder);痛痹(painful impediment disorder);行痹(wind impediment disorder);着痹(dampness impediment);痿证(atrophy disorder);高风内障(sparrow blindness disorder);胞肿如桃(peach-like swelling of eyelid disorder);胞虚如球(ball-like swelling of eyelid disorder);混睛障(corneal opacity disorder);耳鸣(tinnitus disorder);耳聋(deafness disorder);暴聋(sudden deafness disorder);渐聋(gradual deafness disorder);鼻鼽(allergic rhinitis disorder);鼻渊(nasal sinusitis disorder);喉喑(aphonia/hoarseness disorder);口僻(deviation of mouth disorder);偏头风(hemilateral head wind disorder);头风(head wind disorder);眩晕(dizziness disorder);健忘(forgetfulness disorder);中风(wind stroke disorder);厥症(syncope disorder);气瘿(qi goiter disorder);消渴(wasting thirst disorder);郁证(depression disorder);不寐(insomnia disorder);多寐(somnolence disorder);外感病(external contraction disorders);时行感冒(seasonal cold disorder);霍乱(severe vomiting and diarrhea disorder）；疟疾（alternating fever and chills disorder）；蛊（parasitic disorder）；流痰（flowing phlegm disorder）；温病（warmth disorders）；暑温（summer-heat disorder）；春温（spring warmth disorder）；湿温（dampness and warmth disorder）。

　　基于对中医病名翻译案例的分析，总结出基于病名格式一致性的翻译模式、基于病名呈现系统性的翻译模式、基于病名命名特点的翻译模式、基于病名语义对应关系的翻译模式、基于病名含义古今变化的翻译模式。在这里，进一步归纳中医翻译策略。一要采取"以我为主彰显主权"的翻译策略。做好中医基本名词术语翻译，既要具有中国特色，又要与西方主导的国际话语体系对接。翻译策略上，须结合文化自信和文化自觉，扩大以异化翻译法为主导的翻译方法来表达中国文化特色词汇，展现中国思想、贡献中国智慧。简单地说，文化、思想和理念是我的，当然解释权应该在我，翻译权也应该在我。二要重视中外合作。中西合璧翻译具有其独特作用和价值。党的十九大文件翻译首次采用中外合作翻译模式，得到国内外一致认可。在巨大的文化差异鸿沟面前，中医名词术语和典籍翻译更应追求传播的有效性和接受效果，外译时虽以中国译者为主，外国译者的加入也不可或缺。但是，即使外国译者在中医药文化外译过程中能够发挥重要作用，从长远角度来看，还是应以本土译者为翻译的主力军。因为外国译者受"本族文化中心主义"影响，大多采取迎合译语读者的归化翻译策略，翻译过程中不可避免会出现曲解、误译中国文化的现象。中国译者本身具有高度的民族文化自觉和文化自信，往往以忠实为核心，更符合我国中医药文化外译的长期需求。只有这样，中医文化翻译才能做到既符合中国国情，又能与西方话语体系对接，真正实现融通中外话语体系的构建。

"话语"这一概念的缘起与演变包含其丰富的面向[93]。语言学家最初将话语置于语境之中,用以考察"语言"与"言语"的区分与结合。后来因其在历史学、政治学、文化学与传播学中的多学科交叉属性,话语又成为跨学科术语。而经由社会学家福柯"话语即权力"论断的提出,话语与社会文化语境及社会权利的密切关系成为广受关注的研究热点[94],并由此形成其基本内涵:话语是话语主体借助特定概念内涵与表达方式而进行社会交际的言语符号。在话语研究的基础上,学界对于比话语更高级的概念"话语体系"展开了进一步探索。沿着语言–话语–话语体系的研究路向[95],话语体系被视为围绕中心思想并通过一定表达方式而展现出来的系统化话语集群。由话语作为基础构建的话语体系自然继承了话语本体的社会属性,可以折射话语所承载的社会文化信息,并通过话语体系传播实现话语的社会构建功能。

中医学是中国拥有独立自主产权的原创医学,应该拥有一套独立自主的完整的成熟的话语体系来阐释和表达自己,因为"只有当一个民族用自己的语言掌握了一门科学的时候,我们才能说这门科学属于这个民族"。因此,只有构建了中医自己的话语体系、译语话语体系、传播平台体系,才能讲好中医故事、传播中医声音、展示中医形象、阐释中医理念、传递中医主张、实现文化认同,才能让世界了解中医、信任中医、使用中医。下文将对中医自身话语体系、译语话语体系、对外传播平台路径进行讨论分析。

7.1　中医话语体系的构建路径

中医话语体系是参照一定规则、依循一定路径而形成的中医话语符号总和。厘清中医源流和内涵是构建中医话语体系的根基,从中医独特的历史起点出发,通过对浩瀚的历史文献资料的整理,弄清楚中医最初生成的基本历史事实,重现中医最初生成的历史真相,厘清中医的文化根脉和思想源流。框定中医的本质属性、科学内涵和特色优势,揭示中医的内在奥秘、生成机制和独特的文化基因。深挖中医典籍精髓,解读中医典籍中的概念体系、术语体系、理论体系和方法体系,将概念、术语、理论和方法以历史为语境进行理解。讲清楚中医世界观、思维方式、价值观念、语言表述等对传统文化的强烈依赖性。理解中医传统语言习惯、思维方式和叙事方法，尊重中医基于中华民族和疾病斗争的历史而创立的概念、术语、理论和方法的原创精神。

在厘清其内涵与框架的基础上，遵循话语收集、话语整合、话语传播与话语应用的话语体系建构流程，探讨中医话语体系的具体建构路径。将提升中医话语体系的解释力、整合力、传播力与影响力作为基本目标，探寻中医话语的基本属性及其话语体系的具体构建路径，提出以生成话语、构建数据库为重点，形成中医话语体系的整体构建路径模式。

中医话语的生成：话语并非静态的语言表达形式，而是与瞬息万变的社会文化语境有着紧密的互动关联，形成复杂多变的表达实践。基于中医话语的动态性特征与中医话语体系的整体性特征，可以通过中医话语数据库构建与相关研究，对中医话语体系进行历史源流辨析，确立中医话语体系的结构框架。中医历史源远流长，在中医话语体系构建的过程中，要加强对不同历史时期中医话语的横向和纵向含义梳理，探究话语变迁的规律及话语体系构建的规则。

中医话语数据库的构建：通过数据收集、文字识别、语义标注等流程完成中医话语数据库构建，对中医话语概念体系进行层级划分，形成中医话语体系基本知识框架。中医话语数据库的构建与相关研究，既是中医话语体系构建的实践路径，又可以反哺中医话语体系的理论研究，从历史演变解析、知识图谱构建、概念层级划分等角度拓展中医话语研究，丰富中医话语研究。多学科融合的研究视角、综合理论化探究与实践性考证的研究方法，有利于拓展中医话语体系研究的广度与深度。

7.2　中医译语话语体系的构建路径

中医译语话语体系的构建，要建立在中医自身话语体系的基础之上。因此中医自身话语体系建构过程要对其传播效能特别留意。译语话语体系的构建，要创新表达，以体现中医话语权为前提，提升译语话语权为目的。主要实现路径是在翻译过程中，翻译理论、翻译策略、翻译方法的选择和运用。准确的翻译传播是加强译语话语权的有效方式。话语连着译文，直接明了、通俗易懂的译文往往能潜移默化地增进人们对意思及其涉及的事件和主张的认同，进而提高讲述者的话语权。以中医术语话语体系为例，中医术语话语体系有很清晰的模块划分，包括中医基础理论术语、中医诊断学术语、中医药学术语、中医方剂学术语、中医针灸推拿学术语等。在这些模块当中，很多术语里面带有相同的术语词汇，在翻译这些相同的术语词汇时，建议保持术语翻译结果的一致性；很多术语里面带有文化色彩很浓的术语词汇，在翻译这些文化色彩浓厚的术语时，建议保留术语的文化彩色;很多术语在西医中找不到对应的术语,建议采用音译或直译的方法。上面这些办法,有利于中医译语话语体系的构建,体系的构建是良好传播的基础。

7.3 中医话语体系对外传播的文化认同路径

以完整的中医自身话语体系和准确的中医译语话语体系为基础,促进中医话语体系对外传播和文化认同。文化认同的路径,首先是政府之间的合作交流,其次是在此基础上,从教育层面、医疗层面、科研层面、文化层面、互联网层面逐层进行。

7.3.1 政府之间的合作交流

政府之间的良好外交,是各个国家之间其他事业交流的基础。2013 年 9 月和 10 月,习近平总书记分别提出建设"新丝绸之路经济带"和"21 世纪海上丝绸之路"(简称"一带一路")的合作倡议。旨在借用古代"丝绸之路"的历史符号,主动地发展与沿线国家的经济合作伙伴关系,共同打造政治互信、经济融合、文化包容的利益共同体、命运共同体和责任共同体。更加展示出中国文化"走出去"的决心。在"一带一路"倡议的带动下,蕴含丰富中国文化的中医文化将迎来对外传播的新机遇,而中医文化的翻译恰是文化"走出去"最直接的手段和方式。"一带一路"作为文化交流的政策后盾,为中医话语翻译和传播提供新契机,将推动中医话语翻译和传播事业的发展。

目前,中医药已经传播到 160 多个国家与地区,不少国家明确了中医药特别是针灸的法律地位,将其纳入医疗保险范畴。随着健康观念的变化和医学模式的转变,中医药的理论和技术正逐步得到认可和接受,中医药正处在进一步走向世界的战略机遇期。"一带一路"倡议的实施为我们学习外国文化、了解各国人民的真实心理、明确"他者"需求提供了一个平台。我们可以抛开书本,在与各国各地区人民的真实交往中了解读者喜好,进而选择合适的翻译策略,减少译文的纰漏,为中国典籍的外域传播扫除一些障碍。同时,"一带一路"倡议还有助于译者培养国际意识和"现代思维",真正认识到翻译并非单纯的语言转换问题,全面理解翻译的内涵,在翻译中做一些朝现代意识方面的转化,做好不同文化之间沟通的使者。在"一带一路"建设过程中,中国派往沿线各国各地区的建设者将在与当地人的日常交流中传播中国文化。另外,中国在"一带一路"沿线积极宣扬孔子学院,这直接促进了儒家思想和经典的对外传播。

中医是中国文化的核心文化之一,中医话语的外译和外域传播对于传播中医文化、丰富世界医学具有深远意义。国内译者和相关学者翻译中医话语、传播中医文化的愿望非常强烈,"一带一路"倡议的实施又为中医话语的外译提供了新的契机,直接和间接地推动着中医话语的外译和传播。抓住这个机会,推动中医话语"借船出海",将中医文化通过译语体系传往世界各地具有非常重要的历史和现实意义。但我们在推动这项工作之前,应该摸清世界各国都做了哪些工作,哪些译语是受欢迎的,哪些译语问题较大。要了解这些信息,除直接到各国进行实地调查外,"一带一路"工程的建设还为我们提供了新的途径。在"一带一路"工程的建设实施过程中,不同国家的人文交流将成为必然产物。而这种民间的交流也将有助于我们了解"他者"的需求,弄清中国译语在国外的市场行情。译语的优劣与对外传播的效果应由读者说了算,与当地人的沟通有利于我们掌握更真实的信息,从而合理调整翻译策略和宣传手段,将中医话语更好地推向世界。当然,随着我国国力的不断提升,中医话语译语权掌握在我们手中,以完整的中医自身话语体系和准确的中医译语体系传播中医话语,定会收获更加丰硕的成果。

7.3.2 教育层面

(1)国内教育层面:一是加强医学高校中医英语课程的开设力度。目前与中医相关的各种英文教材、书籍、译著、词典等数量庞大,要提高使用率,让这些译语教材得到充分的利用,在利用过程中发现问题,解决问题,提升质量。全国医学专业性高校的学生通过中医英语课程的学习,可以掌握基础的中医英语知识,为中医话语的传播打下基础。因为每一名学子都有可能成为传播中医的小火苗,星星之火可以燎原。二是规范国内海外留学生中医课程的设置。国内学生可能成为传播中医话语的小火苗,国内留学生更有可能成为传播中医话语的小火苗,他们来自不同的地域和国家,学业完成后,归国的可能性极大,带回去的都是在中国学到的中医知识话语,对当地医学和文化的影响是直接的。

(2)国外教育层面:以海外平台为中介,通过境外办学、学生联合培养、校际交流等多种形式与国外高校开展中医教育合作,推动国外中医教育向本土化和主流化发展。充分发挥海外平台教育职能。海外中医教学和临床中普遍存在缺乏掌握真正的中医思维方式和中国文化的中医人才培养机制[96]。海外中医药的薪火相传,不仅仅是掌握中医临床实践技能,更重要的是培养一批真正理解"辨证论治""阴阳五行"等中医理论、具有中医原创思维、精通理法方药针的中医药人才,从"理解中医药"到"认同中医药",进而"传播发展中医药"。海外中医学院等海外平台可与国内中医药院校联手,探索建立既遵循中医药人才培养规律,又适宜本土化需求的海外中医药人才培养模式[97]。

7.3.3 医疗层面

(1)国内医疗方面:打造具有完整中医特色的中医院、中医门诊、中医诊所、中药店、中药企业。打造中医药产业国际品牌企业,发展中医药旅游参观业。由个体认同带动社会认同,以疗效品牌推动中医药进入世界主流医疗体系。以我国中药店老字号为切入口,发展中药企业参观旅游业。比如北京的同仁堂、鹤年堂,上海的蔡同德堂、意涵堂,天津的达仁堂、乐仁堂,广州的陈李济,杭州的胡庆余堂,武汉的叶开泰等。其中,已有 300 多年历史的同仁堂在海外 16 个国家和地区开设 87 家境外药店,始终坚守"炮制虽繁必不敢省人工,品味虽贵必不敢减物力"的古训,成功地从国人认可的中华老字号向国际化品牌转型,成为中医药企业走向国际舞台的典范。带领中医养生爱好者或患者到中医药企业、药市或商业场所等参观中药饮片、中药汤剂、中成药、中药膏方等的传统和现代制作过程;去药厂参观某种成药的生产过程,从原料到颗粒,从精准检测到封塑包装。整个流程规范严谨,参观者的口碑宣传是中医药海外发展和推广最基础和坚实的力量。

(2)国外医疗层面:汇集政府、行业组织、民间等各界力量,整合海外中医资源,加强海外中医诊所自身能力和条件建设,改变海外中医界仍存在的单打独斗现状,以标准化、规范化运营融入当地社会。同时将中医特色诊疗与现代医学技术相结合,发挥中西医联合诊疗优势,提高临床疗效,以"互联网+中医健康服务"新模式[98],扩大医疗健康服务覆盖面,形成品牌效应和规模效应,以"疗效""品牌"塑造海外中医形象,促进海外患者、西医界对中医药医疗健康服务的个体认同,进而带动国际社会认同。另外,海外中医师必须以身作则,科学严谨,团结互助,提升中医师国际形象,站稳国际脚跟。

7.3.4　科研层面

(1)国内科研层面:加强中医科研投入力度,以标志性科研成果提升中医药在世界的科研影响力。建设有利于中医话语传播的高科技平台,比如在线数据库的构建。数据库基于自身动态存储、实时联网、随时查阅的多重功能,给读者提供便利的平台和渠道,提升读者的学习兴趣,促进中医话语体系的传播。

(2)国外科研层面:国外科研平台间要加强合作交流,通过举办大型中医药学术交流活动,提高中医话语影响力和中医话语权。加强海外平台与 WHO、ISO 等国际组织的合作交流,积极参与中医药国际标准制定和推广,联合攻破中医药标准化壁垒,推动中医药国际化与现代化步伐。

7.3.5　文化层面

中医药文化的核心价值观是"仁、和、精、诚",即医心仁、医道和、医术精、医德诚。"仁"是中医学与中医人的出发点,是内心的信仰,表现为医术之仁与医者之仁;"和"是中医药核心价值和思维方式的集中体现,是中医药学的灵魂所在,表现在自然观上是"天人相和"、在社会观上是"人我相和"、在身体观上是"形神相和"、在治疗观上是"阴阳相和";"精"是掌握中医药技术的根本要求,表现为学医要"博及医源,精勤不倦",研医要

"惟精惟一,精思妙悟";"诚"是对中医药从业者伦理道德和行为规范的总体要求,表现为医者发愿必须"心地诚谨,心怀至诚",医者对待患者必须"真诚恳切、守信戒欺",医者自我行为必须"诚信求真、慎独自律"[99]。价值观的输入需要润物细无声、潜移默化地进行和实现。中西医文化差异的根源是中西方价值观基础之上的思维方式的差异,思维方式是人如何认识世界、怎样认识世界的决定因素。一方面可以以求同存异的方式推进。另一方面可以通过语言的学习或者译文的传递来推进。最主要的还是中医疗效基础之上的文化推进。

7.3.6　互联网层面

传统的推广方式主要包括政府宣传、学会规定、专家学者宣传、词典与教材推广。例如,国家助力中国典籍翻译的"大中华文库"项目(包括《黄帝内经》等医学著作和中国优秀诗词),经专家翻译后出版发行。虽然这些译作在国外销量不高,但是这些作品浓缩了中国悠久的历史和灿烂的文化,为中国典籍的外域传播增加了推力。此外,"大中华文库"除在书店销售外,还作为国礼送给国外领导人看,这对传播中国文化大有裨益。尽管这些方式都有各自的优势,但很难突破时间、空间及规模上的限制。这些局限性在信息高速传递的当今社会,都成为制约中医话语传播的瓶颈。因此,采用多种渠道和多样形式的结合,才能互相补充,扬长避短。随着互联网的普及,互联网技术的高速发展,"互联网+"形式的出现,则为中医话语推广开拓了新的发展方向。

"互联网+"在医疗、教育界的创新:2015 年,李克强总理提出了"互联网+"行动计划,重点促进以云计算、物联网、大数据为代表的新一代信息技术与现代制造业、生产性服务业等的融合创新。

在医疗界,"移动医疗+互联网医疗"优化了传统的诊疗模式,为患者提供一条龙的健康管理服务,为患者节约时间和经济成本。百度基于擅长的云计算和大数据技术推出"健康云"服务。阿里推出"未来医院"与"医药 O2O",前者以支付宝为核心优化诊疗服务,后者以药品电商销售为创新点。腾讯以 QQ 和微信两大社交软件为把手,收购丁香园和挂号网,从 QQ 上推出"健康板块",并开发微信医药 O2O"药急送"功能及"好药师健康资讯"微信订阅号和"好药师"微信服务号。在"一带一路"背景下,"互联网+"与传统中医药产业的结合,有利于"一带一路"沿线国家和地区的患者通过互联网平台、手机移动客户端与中医师进行视频、语音或文字沟通,寻求中医诊疗。这可以增进中医药与国际地区间传统医疗的交流、合作,推进中医药产业国际化。以上构想的实现,离不开中医药理论知识的传播,因为对中医药知识的正确理解和接受信任,是国外患者寻求中医诊疗的前提,知识的传播离不开教育。

在教育界,一所学校、一位老师、一间教室,这是传统教育。一张网、一个移动终端,几百万学生,学校任你挑、老师由你选,这就是"互联网+教育"。中医话语的对外传播离不开教育,"互联网+教育"的结果,将会使未来的一切教与学活动都围绕互联网进行,老师在互联网上教,学生在互联网上学,信息在互联网上流动,知识在互联网上成型,线下的活动成为线上活动的补充与拓展。这种教育模式为那些想了解和学习中医知识的国外人士提供了无限的便利,也加速了中医话语的对外交流。

　　一方面,培养网络教学宣传团队。在中医院校大力宣传慕课教学,使教师对这种新的知识传播形式充分了解,对于有意进行慕课教学的教师给予资金与政策的支持。慕课、微课建设在技术上均有要求,而中医院校教师多数不具备这样的技术能力,并且大型慕课平台,个人无法申请开课,只能以学校的名义申请加入。目前较为便捷的办法是学校与慕课平台直接合作,有意开设课程的学校在这方面要提前准备。另外,网络教学团队还要注意,由于中西方意识形态、文化背景、授课风格的差异,设计怎样的课程模式才能吸引外国学习者,符合外国学习者的学习习惯。这些方面也是需要授课团队精心思考与规划的。

　　网络教学平台上的资源共享、学习交流,使得不同的个体和各样的资源、工具成为学习共同体。还可以运用大数据收集分析并了解学生在学习过程中的问题,根据数据反馈,教师可以及时调整授课内容,从而改进授课效果。由于慕课是一种网络平台,平台可以保留学习者的学习过程,记录学习者的登录次数、学习进度、讨论情况、测试结果。利用这些数据分析,一方面教师可改进授课内容,提升授课效果;另一方面制约推广方案的译名争议问题,也可以利用网络平台收集的数据,分析实际学习者的讨论情况,尤其是外国学习者对哪些译名的接受度较高,做出统计分析,逐渐将两套译名方案在实践传播中合并为一套标准方案,为政府、学术机构做出参考依据、决策依据。

　　另一方面,利用社交工具发展出的微课课程可以促进人们对共鸣话题的深入交流。通过社交工具可以相互分享更多的相关资料,组建个性化讨论组,让固态知识的传播动起来,随时可以进行讨论交流。这是传统通过教材、专著、论文、词典等传播方式所无法比拟的。同时,通过来华的中医学专业留学生,可以让他们在国外的社交工具进行方案译名及译名的内涵意义内容进行分享,让国外的中医学爱好者、普通大众都有机会接触中医译名和译名的内涵解释,随着时间的推移,中医译名和中医文化才能逐渐被国外的大众理解和接纳。

7.4　本章小结

　　本章讨论了中医话语对外传播与文化认同路径的构建。首先讨论了中医自身话语体系的构建路径。其次讨论了中医译语话语体系的构建路径。最后讨论了以完整的中医自身话语体系和准确的中医译语话语体系为基础,促进中医话语体系对外传播和文化认同。文化认同的路径,首先是政府之间的合作交流,其次是在此基础上,从教育层面、医疗层面、科研层面、文化层面、互联网层面逐层进行。

第8章 结 论

　　本研究从中医药"走出去"现实需要出发,阐述了中医术语翻译的重要性、必要性和迫切性,总结了国内外中医术语翻译的现状。对中医术语翻译策略和中医双语数据库建设进行了评述,在此基础上构建了中医病名术语数据库,并对数据库进行了测评。进而对病名术语数据进行了统计对比分析,归纳出病名翻译模式,探索了中医话语对外传播认同体系构建路径。本章将对本研究的主要内容进行总结,提出本研究的创新点和研究局限,并对中医话语翻译后续研究的内容和方向提出展望。

8.1 本研究的内容总结

　　中国综合国力的增强及中医药独特的疗效和文化内涵,使得中医药在海外越来越受欢迎,为中医药的"走出去"奠定了良好的基础和条件。中医药是中国文化的精髓,是中国文化"走出去"战略的先行者,中医药要更好地"走出去",为世界广大民众和医学界接受,就必须解决其中的语言障碍,所以中医翻译就成为中医药"走出去"战略的现实需求。在中医翻译中,中医术语翻译是中医翻译的根基,只有把根基打牢固,中医翻译的大厦才能越盖越高,中医话语才能稳稳地站立于世界舞台,得到更多国家和民众的关注和认同。目前,中医术语标准已取得一定成果,多部中医术语标准已颁布。但是,各部术语标准之间存在着术语收录不齐、术语翻译不一致的情况,导致学习者无法判断术语的标准译文究竟该参考哪个标准。面对这种现状,我们要将其放在一起进行对比研究,取其精华,早日实现中医名词术语译文的规范统一。

　　本研究首先通过分析文献,梳理了中医英译的历史和成就。对几部术语标准的来龙去脉进行了详细描述。中医药名词术语及其英译的标准化,是中医药学制定行业标准、学科规范、建立我国医学科技基本条件平台的基础性工作(比如科技数据共享、自然科技资源共享、科技文献资源建设与共享服务等),是一项十分重要的系统工程。它对于中医药现代化走向世界、中医药知识的传播,国内外医药交流,学科与行业间的沟通,中医药科技成果的推广使用和生产技术的发展,中医药书刊和教材的编辑出版,都具有十分重要而深远的意义。国家中医药管理局、全国科学技术名词审定委员会、世界中医药学会联合会、WHO 都对此开展了积极的工作,并取得了丰硕的成果。

本研究通过对目前中医术语翻译标准取得的丰硕成果进行搜集整理,发现术语标准存在一些矛盾点。为了进一步全面详细地弄清楚存在的问题,本研究采用术语数据库方法,将国家中医药管理局发布的《中医药常用名词术语英译》(2004 年)、中医药学名词审定委员会发布的《中医药学名词》(2005 年)、WHO 发布的《WHO 西太平洋地区传统医学名词术语国际标准》(2007 年)、世界中医药学会联合会发布的《中医基本名词术语中英对照国际标准》(2007 年)中所有内科、眼耳鼻喉科疾病病名及翻译词条,WHO 发布的ICD-11-TM1(2020 年)(研究中依次简称为标准 1、标准 2、标准 3、标准 4、标准 5)中的词条录入数据库,其中标准 1 即《中医药常用名词术语英译》汉英词条 474 条,标准 2 即《中医药学名词》汉英词条 345 条,标准 3 即《传统医学名词术语国际标准》汉英词条 310 条,标准 4 即《中医基本名词术语中英对照国际标准》汉英条 582 条,共计 1890 条。标准 5即 ICD-11-TM1 汉英词条 536 条。并基于算法等相关方法对构建的数据库进行测评,完善数据库功能。

基于完成测评的数据库,本研究选取 ICD-11-TM1 中传统医学疾病部分的脏腑系统疾病、骨关节和肌肉系统病类、眼耳鼻喉系统病类、脑系病类、气血津液病、精神情志病类、外感病里的有具体病名的 105 条术语作为研究词条,设置统计标准,通过数据库窗体查询功能,统计病名术语一致率。最终得出 65 条比较有研究价值的病名术语,该65 条术语属于在标准 1、2、3、4 的 1 个及以上标准中和标准 5 中有,但是有译文不一致的情况。该类术语说明各部标准收录病名不一致。有些病名在这部标准中存在,但在另一部标准中不存在,说明各部术语标准在收录词条时,或者是收录标准不统一,或者是收录范围不够广泛,缺乏互相参考。另外病名英译文不一致是最明显的问题,译文对比研究可以为中医病名术语英译文的统一规范建言献策,这是本研究的意义。

为了探讨病名术语译文的翻译模式,本研究的第 6 章,从译语话语权角度切入,通过案例分析进行具体病名文献分析和译文分析,最后总结出如下病名翻译模式。

(1)基于病名格式一致性的翻译模式:基于病名格式一致性考虑,中医病名译文后带disorder 一词,提示该词语为病名术语。译语格式如 ICD-11-TM1 中的命名格式,这种命名格式的优点是易于辨析词语属性,对于没有中医知识基础的读者来说,如果不理解译语含义,但是最基础能判断该词属于中医病名术语;对于有中医知识基础的读者来说,能更快地理解病名含义,有助于提升对中医话语的认同感,促进中医话语的传播。Disorder前面的部分可根据病名语言含义和文化含义,以异化策略为主,采用直译、音译等方法进行翻译,培养读者建立中医阅读思维,彰显中医语言和文化的话语权,更原汁原味地传播中医。

(2)基于病名呈现系统性的翻译模式:为了中医术语传播呈现系统性,中医术语翻译话语也要呈现系统性,中医知识各个模块的共有术语或词语的翻译要保持一致,比如,中医基础理论中的术语与病名术语的一致性。一个术语在中医基础理论中存在,同时在病名术语中也存在,那么,在翻译病名术语时,在不影响病名含义的前提下,术语译文要与中医基础理论术语译文保持一致,这样可以体现中医理论和中医病名是一个完整的系统,引导读者产生整体思维来学习中医。

(3)基于病名命名特点的翻译模式:能按照病名命名结构直译出病名含义的病名,采用直译的方法。不能按照病名命名结构直译的病名,分析中西医病名语义对应程度来翻译。中医病名命名特点有以下几个类型。一是以病因命名,如暑温、春温、湿温。二是以病机命名,如痹病。三是以病因病机结合命名,如风厥。四是以主症为据命名,如筋痿、肉痿、耳鸣、耳聋、善忘。五是以症候与病机结合命名,如煎厥、薄厥。六是以病因与病位结合命名,如脑风、头风。七是以主症与病位结合命名,如肉痿、筋痿、脉痿、骨痿。八是以病机与病位结合命名,如骨痹、筋痹、脉痹、肌痹、皮痹。九是以疾病的性质命名,如寒厥、热厥。十是以疾病的某些特征命名,如偏枯、口僻。

(4)基于病名语义对应关系的翻译模式:一是语义完全对应的翻译模式。针对中医病名和西医病名语义完全对应的情况,其翻译模式可采用借用西医词汇的翻译模式,有助于中医病名潜移默化地得到读者的认同。二是语义部分对应的翻译模式。针对语义部分对应的情况,结合译语话语权,可采用异化的策略、直译的方法进行翻译,有助于中医话语的表达,提升中医的话语权。三是语义不对应的翻译模式。针对语义不对应的情况,可采用意译或描述性翻译方法,准确地阐释中医病名的含义。

(5)基于病名含义古今变化的翻译模式:由于中医很多病名源远流长,历经时代的沿革,概念、含义发生了变化。出现的问题是典籍中的病名和目前临床使用的病名含义不一致。例如,文中结合喉喑的文献分析,发现喉喑的含义在古代和现代存在变化,在古文献中,喉喑指失音,可用 aphonia(失音)翻译;在现代医学中,喉喑指声音嘶哑,可用 hoarseness(嘶哑)翻译;在术语标准中,4 部标准给出了不同的译文,译文传递的既有中医古文献病名的含义,又有现代中医病名的含义,鉴于这种情况,建议在翻译中医典籍时采用古文献病名的含义来翻译,在现代术语标准中采用现代中医病名来翻译,这样读者在学习中医的过程中能意识到中医病名含义的变化,有助于深刻地理解中医的内涵。

翻译模式的探讨,是为了得到更加确切的译语。准确的译语是为了更好地促进中医的交流传播。本研究第 7 章,对中医话语对外传播与文化认同的路径构建进行了研究探索。提出要以完整的中医自身话语体系和准确的中医译语话语体系为基础,促进中医话语体系对外传播和文化认同。文化认同的路径,首先是政府之间的合作交流,其次是在此基础上,从教育层面、医疗层面、科研层面、文化层面、互联网层面逐层进行。

总之,本研究较好地完成了本书引言提出的研究目标,对翻译理论和实践都有一定的参考和借鉴作用。

8.2 本研究的创新之处

(1)学术思想的创新:本研究突破以往翻译个案研究范式,关注病名总体的翻译模式,追溯中医术语产生的源头,在学术探究中获得新的发现。紧紧围绕病名翻译这个核心问题,探讨其含义、翻译的过程,分析更深层次影响病名翻译的动因,挖掘政府和学者对病名翻译标准化制定的不同方法,评估其应对效能,并分析整理中医病名术语的现存标准,为当前中医病名翻译标准化提供方案。

(2)学术观点的创新:结合前期研究和资料分析发现,中医病名翻译规范化的效果并不明显,很多是流于形式,虽然颁布了术语标准,但多是无实用性,或是由于方法不当,实施效果不够明显;数据库技术在病名翻译过程中起到很大作用,成为规范病名术语翻译的技术担当。

(3)研究方法的创新:将病名翻译研究与中医医史文献学、翻译学等研究方法相结合,对病名翻译进行规律探索,探讨其翻译模式,并辅以数据库、数据库测评等分析方法,评估中医病名数据库的效能,最后整理归纳中医病名翻译模式,充分体现翻译学与中医学、数据库技术有机融合及多学科交叉的研究特点。

8.3 本研究的局限性

中医翻译是一门新兴学科,其研究总体上来说还处于起步阶段,本书有关中医术语的翻译模式研究,借助了术语数据库技术。但是本研究不可避免地存在一些不足之处,主要体现在以下 2 个方面。

(1)本文所建术语数据库,库容有待进一步扩大。本研究所建的术语数据库范围包括中医病名术语的一部分,术语的数量需要继续扩大,增加研究样本,扩大研究范围。

(2)本文所探究病名术语翻译结果有待进一步调查接受度。本研究在译语话语权的角度,对不同标准的译文进行了案例分析对比研究,探究出更加合适的译文。这些译文需要进一步通过问卷调查等方式进行接受度研究。

8.4 研究展望

本研究通过文献梳理、实证分析,构建了中医病名术语翻译模式,提出了中医病名术语翻译所包含的翻译策略。构建了中医病名术语数据库,并对数据库进行了测评。针对本研究的特点和局限性,可以在以下几个方面展开进一步的研究。

(1)在研究对象上,可以将研究对象从中医病名术语扩展到中医所有术语,并进行分类研究。此次研究的中医病名术语,是在前期研究基础上扩充了 ICD-11 中的部分病名,没有将其中的所有病名纳入,尤其是里面涉及中医病证的术语。下一步计划将中医病证名纳入研究对象进行研究,病证名的中医特色更加明显。

(2)在研究方法上,利用数据库进行中医病名的翻译对比研究,更加快速、便捷。下一步将继续增加数据库的收纳数量,争取能将所有中医术语都收录进去,建成中医名词术语标准数据库。并联合技术人员和技术单位完成术语数据库的在线使用,扩大术语数据库的使用范围,让数据库在教学、科研、医疗等方面发挥作用。

(3)加强对中医病名术语文献考辨的研究。中医典籍浩如烟海,中医病名多如繁星,可利用多个工具加强对中医病名术语的源流考辨,使得更多的中医病名被正名,而不是在西医病名的冲击下,逐渐遗失在历史长河中。可寻找跨学科人员组成更大的研究团队,提升研究质量和效率。

(4)开展问卷调查,验证翻译接受度。中医术语数据库的建立,可以方便、快捷地查询不同标准的译文,译文的准确度可进行理论研究分析。但是译文的接受度,需要通过问卷调查的方式进行实证研究,问卷调查的方式可以是线下问卷和线上问卷相结合,国内问卷和国外问卷相结合的方式来进行,全方位地得到实证结果,为译文修订和补充提供参考。

参考文献

[1]倪传斌,刘治.语料库数据驱动技术在科技翻译教学中的应用[J].中国科技翻译,2005(4):24-27.

[2]闻永毅,樊新荣.中医英语语料库建设可行性探讨[J].上海中医药杂志,2003,37(4):45-46.

[3]刘耀,周扬.中医药古文献语料库词语标识标准探讨[J].中国中医药信息杂志,2002(3):85-87.

[4]兰凤利.中医学疾病名称的命名与翻译方法[J].中国中西医结合杂志,2009,29(10):934-935.

[5]徐春捷,赵秋荣.中医翻译框架中的英汉平行语料库的研发[J].外语学刊,2014(4):152-154.

[6]刘延金,雷刚,陈海员,等.中医汉英双语语料库平台[J].计算机工程,2008(11):266-267,277.

[7]蒋继彪,祁兴华.中医药术语汉英在线查询系统的设计与实现[J].中国科技术语,2022,24(2):92-96.

[8]李照国.中医翻译研究教程[M].上海:上海三联书店,2019:267-301.

[9]王治梅,张斌.从痢疾英译名对比分析论中医病症名称的翻译[J].时珍国医国药,2010,21(11):2988-2989.

[10]张登峰,屈榆生.中西医病症比较与翻译[J].中国科技翻译,1996(3):6-8.

[11]闫俊江.从模因角度探索中医病症名翻译[J].学周刊,2011(7):18.

[12]曲琳琳,张斌.语言国情学视阈下《金匮要略》病证名英译探析[J].中华中医药杂志,2017,32(4):1461-1464.

[13]魏迺杰,许权维.中医名词英译:应用系统化原则的翻译模式[J].科技术语研究,2004(4):30-34.

[14]MACIOCIA G. The foundations of Chinese medicine:a comprehensive text for acupuncturists and herbalists[M]. New York:Churchill Livingston,1989.

[15]UNSCHULD P U. HUANG DI NEI JING SU WEN:nature,knowledge,imagery in ancient Chinese medical text [M]. Berkeley, Los Angeles and London:University of California Press,2003.

[16]WISEMAN N,FENG Y. A practical dictionary of Chinese medicine[M]. 2nd ed. Beijing:

People's Medical Publishing House,2020.

[17]全如碱.术语的理论与实践:第一部分引言[J].术语标准化与信息技术,2001(1):
9-11.

[18]VEITH I. The Yellow Emperor's classic of internal medicine[M]. Berkeley:University of
California Press,1949.

[19]洪梅.近30年中医名词术语英译标准化的历程[D].北京:中国中医科学院,2008:
43-46.

[20]术语知识服务平台上线:术语在线(termonline. cn)[J].中国科技术语,2016,18(4):
65.

[21]术语在线2.0版进入开放测试及试运行阶段[J].中国科技术语,2020,22(5):81.

[22]张萍,陈学涛,唐自云,等.临床疾病诊断与手术操作名称标准库的构建[J].中华肺
部疾病杂志(电子版),2018,11(5):644-646.

[23]杨天潼,尤萌.国际疾病分类(ICD)的发展史[J].证据科学,2014,22(5):622-631.

[24]杨兰,于明.ICD-11的模型与修订进展[J].中国病案,2015,16(5):20-24.

[25]张萌,廖爱民,刘海民,等.ICD-11 与 ICD-10 分类体系的对比研究[J].中国病案,
2016,17(6):21-24.

[26]CHUTE C G. The rendering of human phenotype and rare diseases in ICD-11[J]. J In-
herit Metab Dis,2018,41(3):563-569.

[27]王建珠,杨小存,王宇航,等.中医院校境外留学生《推拿学》全英文教学探讨[J].中
国中医药现代远程教育,2019,17(3):19-21.

[28]魏迺杰.就谢教授及其同僚运用西医术语表达中医概念的回复[J].中国中西医结合
杂志,2006(8):746-748.

[29]陈晓华,刘伟.浅议中医病名的英译[J].辽宁中医药大学学报,2008(4):175-176.

[30]谢舒婷.统一旗帜下的翻译标准之争:评《中医基本名词术语中英对照国际标准》病
名部分[J].中医学报,2013,28(1):53-54.

[31]满雪,刘更生.基于"厥(证)"相关术语分析中医病证名英译的翻译策略[J].环球中
医药,2015,8(1):105-107.

[32]朱建平,洪梅.中医病名英译规范策略[J].中国科技术语,2008(2):18-24.

[33]谢竹藩.中医药常用名词术语英译[M].北京:中国中医药出版社,2004:101-113.

[34]中医药学名词审定委员会.中医药学名词[M].北京:科学出版社,2005:245-253.

[35]世界卫生组织(西太平洋地区).WHO西太平洋地区传统医学名词术语国际标
准[M].北京大学第一医院中西医结合研究所,译.北京:北京大学医学出版社,
2009:162-177.

［36］李振吉.中医基本名词术语中英对照国际标准［M］.北京:人民卫生出版社,2007:381-403.

［37］施建蓉,周恩.中医英语［M］.上海:上海科学技术出版社,2020:203-223.

［38］王强军,张莉,张普.面向术语提取和定义识别的评测语料库建设［C］.第三届全国信息检索与内容安全学术会议论文集,2007:603-607.

［39］黄昌宁,李涓子.语料库语言学［M］.北京:商务印书馆,2002:102-105.

［40］李艳红,郑家恒.大规模语料库可用性评测方法［J］.计算机工程与应用,2009,45(16):134-137.

［41］王跃龙.汉语口语互动分级语料库的构建［J］.计算机工程与科学,2016,38(2):395-400.

［42］杨锦锋,关毅,何彬,等.中文电子病历命名实体和实体关系语料库构建［J］.软件学报,2016,27(11):2725-2746.

［43］黄一龙,李培峰,朱巧明.中文事件相关性语料库构建及识别方法［J］.计算机工程与科学,2015,37(12):2306-2311.

［44］张冬瑜,杨亮,郑朴琪,等.情感隐喻语料库构建与应用［J］.中国科学:信息科学,2015,45(12):1574-1587.

［45］司莉,史雅莉.基于跨语言信息检索的可比语料库构建方法研究［J］.国家图书馆学刊,2016(6):64-70.

［46］姚源林,王树伟,徐睿峰,等.面向微博文本的情绪标注语料库构建［J］.中文信息学报,2014,28(5):83-91.

［47］蒋俊梅.语料库构建实用性与商务英语网络化的发展［J］.黑龙江高教研究,2016(1):168-170.

［48］何婷婷.语料库研究［D］.武汉:华中师范大学,2003.

［49］陈杨,王为民,陈伟聪,等.基于故障树与模糊理论的埋地管道风险评价［J］.油气储运,2011,30(7):481-485.

［50］FOUCAULT M. The archaeology of knowledge & the discourse on language［M］. New York:Pantheon Books,1972:99-227.

［51］BOURDIEU P. Language and symbolic power［M］. London Harvard University Press,1991:170.

［52］姜连堃,孙灵芝,程伟.从话语权的争夺透视近代中西医之争［J］.西部中医药,2011,24(7):35-38.

［53］何小莲.西医东渐与文化调适［M］.上海:上海古籍出版社,2006:223-266.

［54］王华生.中医祛魅论［J］.中国医疗前沿,2008(21):11.

[55]周新凯,许钧.中国文化价值观与中华文化典籍外译[J].外语与外语教学,2015(5):70-74.

[56]叶泳余.译语话语权下的中医术语翻译[J].哈尔滨学院学报,2021,42(4):114-116.

[57]蒋继彪.文本类型理论下的中医术语翻译研究[J].中国科技翻译,2021,34(2):38-40,56.

[58]南华,梅艳红.译语话语权:基于译者主体性分析[J].山东外语教学,2017,38(6):94-99.

[59]高嘉良,陈光,何浩强,等.怔忡脏腑辨证的内涵与体会[J].世界中医药,2017,12(3):517-520.

[60]单书健,陈子华.古今名医临证金鉴:胸痹心痛卷[M].2版.北京:中国中医药出版社,2011:113.

[61]陈宁,张晓枚,陈锋,等.中医"痹"字相关术语英译的实证分析[J].中华中医药杂志,2015,30(6):1938-1941.

[62]陈在嘉,徐义枢,孔华宇.临床冠心病学[M].北京:人民军医出版社,1994:487.

[63]邹旭.浅析"真心痛"[J].中西医结合心脑血管病杂志,2004(2):107-108.

[64]武可尚京,武孟生,何璐琪,等.基于古代文献论嘈杂[J].河南中医,2021,41(9):1304-1307.

[65]林怡冰,杨可君,吴承艳.咳逆病名考辨[J].中国中医基础医学杂志,2020,26(9):1225-1226,1229.

[66]方莉,李泽庚,王传博,等.哮病内科证治考[J].实用中医内科杂志,2021,35(7):109-112.

[67]李得民,张洪春.中医内科病证诊断疗效标准·哮病(修订版)[J].中医杂志,2020,61(9):827-828.

[68]悬饮的诊断依据、证候分类、疗效评定——中华人民共和国中医药行业标准《中医内科病证诊断疗效标准》(ZY/T001.1-94)[J].辽宁中医杂志,2021,48(5):150.

[69]姜德友,姜培培.肺痿源流考[J].浙江中医药大学学报,2015,39(1):15-18,21.

[70]马泽兰,贾春华.基于概念整合理论的肺痿病名分析[J].中华中医药杂志,2017,32(3):960-964.

[71]林连美,李云海,刘建忠,等."肾着"病名考辨[J].中国中医基础医学杂志,2017,23(10):1346-1347,1370.

[72]于智超,徐进.尿崩症的中医治疗进展[J].世界最新医学信息文摘,2018,18(6):110-111.

[73]王仲易,杜可,李晨,等.中医儿科临床诊疗指南·小儿遗尿症(修订)[J].中医儿科杂志,2018,14(1):4-8.

[74]赵泽阳,杨宇峰,李卓奇,等.古代医家癃闭病因病机证治思想探析[J].辽宁中医药大学学报,2019,21(9):145-148.

[75]周岚,韩洁茹,姜德友.关格源流探析[J].中国中医急症,2022,31(6):1089-1091.

[76]杨爱华.肾水证治的探讨[J].河北中医,2000(3):228-229.

[77]徐亭亭,骆文斌,史话跃.疝气病位探析[J].中国中医基础医学杂志,2017,23(12):1663-1664.

[78]刘建国,李姣姣.早泄从痰论治[J].中国性科学,2021,30(11):113-116.

[79]郭军,宋春生,耿强,等.男性不育症辨证论治思路与方法总结[J].北京中医药,2012,31(1):65-66.

[80]蔡蔚然,陈绘,施陈燕,等.归脾汤治疗心血不足型原发性耳鸣临床疗效观察[J].上海中医药杂志,2020,54(S1):113-115.

[81]查嘉凤.程海英教授治疗耳鸣经验[D].北京:北京中医药大学,2011.

[82]张剑宁,李明.耳鸣的诊治及其与听觉系统外疾病的关系[J].中华全科医师杂志,2016,15(11):822-827.

[83]张春丽.多元化护理在突发性耳聋患者中的应用[J].齐鲁护理杂志,2017,23(13):110-111.

[84]林炜,戈言平.戈言平辨治鼻衄经验举隅[J].浙江中医杂志,2022,57(6):457-458.

[85]姜德友,王硕,常佳怡.鼻渊源流新考[J].安徽中医药大学学报,2021,40(4):9-12.

[86]吴钟琪.眩晕与头晕的鉴别诊断[J].中国实用乡村医生杂志,2021,28(9):18-19.

[87]姜德友,孟璐,李文昊,等.厥证源流考(一)[J].中国中医急症,2018,27(7):1280-1282,1285.

[88]高翔,林燕,陈晓珩,等.《中医外科学》教材中有关瘿病论述的演变[J].北京中医药,2017,36(8):722-724.

[89]王萌,周永学.中医郁病理论的源流与发展[J].中华中医药杂志,2022,37(4):1878-1881.

[90]翟阳,刘布谷.桂枝法探源及其在外感病中的灵活运用举隅[J].广西中医药大学学报,2022,25(2):1-4.

[91]林培政,谷晓红.温病学[M].北京:中国中医药出版社,2012:8.

[92]王宏蔚,吴智兵.温病学的形成及温病的概述[J].光明中医,2020,35(20):3175-3178.

[93]吴赟,顾忆青.国家对外话语战略的内涵与规划[J].语言文字应用,2019,(4):44-53.

[94] 吴赟. 中国特色对外话语体系译介与传播研究：概念、框架与实践[J]. 外语界,2020 (6):2-11.

[95] 张瑜. 学术逻辑与社会逻辑：图书馆学话语体系建构的两大向度[J]. 图书馆,2020(1):2.

[96] 张丽. 国际服务困境下的中医文化传播启示[J]. 中医药导报,2018,24(21):10-13.

[97] 高静,郑晓红. 基于海外传播平台的文明交流互鉴助推中医药国际传播与文化认同[J]. 中医药导报,2020,26(13):207-210.

[98] 杨丽娜,施建荣. 一带一路战略下"互联网+中医"实现途径探析[J]. 时珍国医国药,2018,29(3):737-739.

[99] 张其成. 中医药文化核心价值"仁、和、精、诚"四字的内涵[J]. 中医杂志,2018,59 (22):1895-1900.